跟师
顾植山 侍诊实录

赵梓羽 范先靖 主编

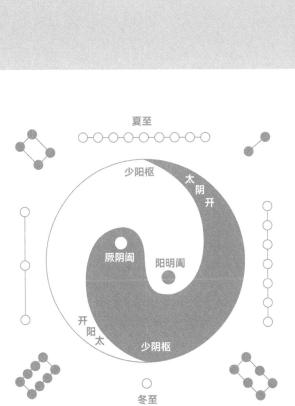

清华大学出版社

北京

图书在版编目（CIP）数据

跟师顾植山侍诊实录 / 赵梓羽，范先靖主编 .

北京：清华大学出版社，2024. 7.（2024.11重印）-- ISBN 978-7-302
-66864-0

Ⅰ . R226

中国国家版本馆 CIP 数据核字第 2024YU4812 号

责任编辑：孙　宇
封面设计：钟　达
责任校对：李建庄
责任印制：刘　菲

出版发行：清华大学出版社
　　　　　网　　　址：https://www.tup.com.cn, https://www.wqxuetang.com
　　　　　地　　　址：北京清华大学学研大厦 A 座　　　　邮　　编：100084
　　　　　社 总 机：010-83470000　　　　　　　　　　邮　　购：010-62786544
　　　　　投稿与读者服务：010-62776969, c-service@tup.tsinghua.edu.cn
　　　　　质量反馈：010-62772015, zhiliang@tup.tsinghua.edu.cn
印 装 者：三河市人民印务有限公司
经　　销：全国新华书店
开　　本：165mm×235mm　　印　　张：10.75　　彩　插：1　　字　数：143千字
版　　次：2024 年 7 月第 1 版　　印　　次：2024 年 11 月第 3 次印刷
定　　价：68.00 元

产品编号：103594-02

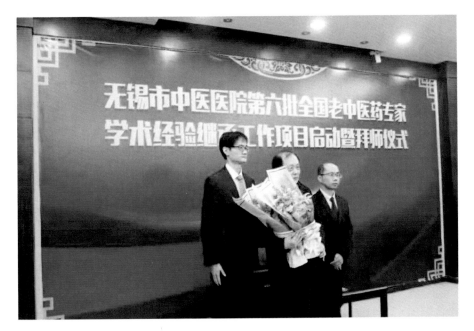

左起：赵梓羽、顾植山教授、范先靖

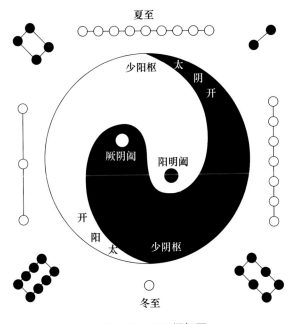

顾氏三阴三阳开阖枢图

　　2017年我受聘担任全国第六批老中医药专家学术经验继承工作指导老师，无锡市中医医院赵梓羽、范先靖两位中医医师成为我的学术经验继承人，经过3年的跟师学习，通过考核顺利出师。

　　中医师承教育遵循中医药自身特点，是中医药人才培养的重要途径。我国从20世纪90年代开始，开展了国家级的老中医药专家学术经验传承工作，至今已是第七批，在传承中医药学术思想、继承老中医的经验和技术专长方面发挥了积极作用，具有重要意义。

　　我在担任全国老中医药专家学术经验继承工作指导老师的同时，承担了国家中医药管理局龙砂医学流派传承工作室的建设任务，赵梓羽、范先靖两位也是我在龙砂医学流派中的传承弟子。在龙砂医学流派的传承工作中，我们突破了以往老中医师承每批不超过两位医师的局限，在全国设立了四十多个推广工作站，批量培养带教，取得了较好效果。现在全国各地的龙砂弟子已近两千人，相当一部分龙砂弟子通过师承学习快速成长为各地方、省级乃至国家级的优才和名中医，还有数十位海外学生前来拜师学习，也取得了令人瞩目的进步。

　　老中医学术经验的传承不是单纯跟个诊、抄个方就能完成的，跟诊时师生间常会有讨论问答，这部分内容很重要，是对病历内容的深入和补充。另外，知识的传承有许多是在日常交谈中进行的，《论语》中的孔子和"漫步学派"的亚里士多德就是此教学典型。日常生活中的接触交流是多形式的，龙砂医学有"吹卯时风"的传统，早晨卯正前后师生一起一边散步，一边讨论问题，交流思想，讨论的内容随感而发，许多是常规的课堂教学和跟诊时较少涉及的。"吹卯时风"活动引起了众多龙砂弟子的兴趣，大家踊跃参加，多时达数十人。

赵梓羽医生是一个有心人，"敏于行，讷于言"，他采取日记体、按时间顺序，将三年跟师学习中的所见所闻以及平时生活中的一些即兴讲话如实记录下来，由于许多内容在正式的培训讲课中不易听到，所以有了将这些日记整理出来供大家一起学习的想法。我觉得这是个很好的建议，年初清华大学出版社编辑向我征求书稿，我就推荐了这本侍诊实录。

由于实录都是即兴讲话，来不及考虑周到，瑕疵难免，有些内容仅点到而欠完整，读者可以与我同时期的一些论著及龙砂其他弟子整理的相关文献参照阅读。又，这本实录时间起止于2018年1月初至2020年12月31日，近年我对五运六气与中华文明三皇文化的一些新的思考与论述，此书尚少涉及，有待后续。

愿此书对读者有所裨益，是为序。

顾植山

2023年孟冬于合肥

扫码观看导读视频

　　方药中先生曾说"五运六气是中医学的基础和渊源"，如果我们对于五运六气没有深入了解，是无法深刻理解方先生这句话的。然而因为运气内容在目前中医教材中缺如，对于大多数现代中医师而言，想通过自学来深入了解五运六气的知识是比较困难的。我觉得存在这种困难有三方面的原因：①五运六气与中华古文化的深度捆绑使得现代人学习运气事倍功半；②五运六气的体系与目前教材中医理论体系有较大的差异，两者有很多名称相同但内涵并不相同的概念，教材里先入为主的概念和思维会影响五运六气知识体系的建立；③学习时无法在临床上亲眼见到运气的应用，不知道运气如何运用到临床，没有看到效验也就没有信心、没有持续深入学习的动力。

　　2017年年底，我和范先靖两人有幸受单位推荐参加第六批全国老中医药专家经验继承项目，拜师龙砂医学流派代表性传承人顾植山教授。2018年初至2020年年底在无锡中医医院、江阴致和堂门诊跟师顾老师，并参加流派内五运六气学习班，平时认真记录并总结顾老师的学术经验，三年跟师时间约180天。参加项目跟师之后，通过顾老师在临证的言传身教以及学习班的集中学习，对五运六气的理论体系有了较完整的认识，自己使用运气于临床感受到了运气的正确性和远好于以往的疗效，对于五运六气在临床中的应用有了坚定的信心。对于自己的进步和提高，我总结为三方面：①认识到了五运六气与中华文化的紧密联系；②重新构建了以"五运六气""天人一体"为特点的中医诊疗体系；③在临证时积极运用五运六气，临床与理论学习相互促进。

三年跟师结束时，顾老师嘱咐我对三年期间跟师记录进行整理并发表相关著作，我也觉得这是很有必要的，一是弘扬顾老师五运六气的学术思想，让更多的人可以了解并运用五运六气，二是对三年跟师的纪念。在此我将三年跟师记录中能直接反映顾老师学术思想的部分摘录出来，按日期进行编排，其中有些是我根据顾老师的话用自己的理解记录下来并附有个人体会的，有些是顾老师门诊诊疗患者时的讲解（附有病案），还有些是顾老师在流派沙龙上的讲话（这些沙龙讲话都是我在场旁听并第一手整理的，顾老师在各正式会议及培训班上的讲座因有文字材料，大多在网上可以查得到，因此不再编录）。这些记录中我个人的体会和理解可能有不成熟的地方，整理时不做文辞修饰和内容修改，希望能原汁原味地反映2018—2020年顾老师临证思想的变化以及我跟师中实际的体会和进步。在跟师结束后的这近三年中，随着我和范先靖对这三年学习的不断反刍，对运气的认识又有些深入，在和清华大学出版社联系出版本书时，出版方提出为了照顾广大零基础的初学者，希望能系统介绍顾老师五运六气学术思想，在此我们特地说明由浅入深地系统介绍另有著作出版，为了兼顾初学者，我的师兄范先靖在我每次日记后对本篇内容涉及的运气做了些简要介绍，并就目前的体会对日记做了一些按注，同时有幸邀请无锡市龙砂医学流派研究院陶国水副院长对本书的内容和结构做了宝贵的指导，并提供了较多更深入的按注，我们还在一些日记后附上顾老师的验案以供读者参考。

在书稿多次修改过程中，我的同事蒋蕴智、张琦以及跟随顾老师进修的师兄师姐们（张文雅、陈萍、舒榆钦、陆艾阳子、喻闽凤）先后进行了全文语句的校正，其中喻闽凤师姐还对个别语句做了另外的按注，龙砂弟子吕微平时注意收集顾老师的医案，提供了多篇顾老师的验案，在此一并感谢。

最后感恩顾老师的引领和指导，感谢单位领导对我跟师学习的推荐和支持。最后，祝恩师身体健康，龙砂医学流派蒸蒸日上！

无锡市中医医院　赵梓羽

2023 年 11 月

目 录

顾老师用药经验：审平汤等、月经病的三阴三阳认识*

❶ 审平汤中紫檀目前市场缺货，用木蝴蝶（归肺、肝、胃经）来代用，能起到一定的降阳明的作用，但用量要大，起码10克以上，不然就只能治疗咽痛。关于紫檀、木蝴蝶降阳明的问题，教材及词典中没有，可以参考龙砂医家的书籍。

❷ 远志目前大于10克需要久煎（起码2小时）去除矾味，重症有时用到20～30克甚至以上。有反映部分品牌的颗粒剂用量大也没有反应，可能制作时已经久煎过。

❸ 苁蓉用淡苁蓉最好，咸苁蓉是采收后来不及晒干、经过盐制的，质量较次。

❹ 现在市场上的白薇用量大于5克易致吐，可用姜汁炒制。

❺ 温经汤中麦冬、半夏降阳明，用量宜大，若单纯用于温经可减量或不用。

❻ 今天在谈到中医治疗月经病时，顾老师引用刘完素"妇人童幼天癸未行之间，皆属少阴；天癸既行，皆从厥阴论之；天癸已绝，乃属太阴经也"。针对天癸容易理解为月经，顾老师提出天癸是指生育能力，天癸未至，指没有生育能力，而不是肾精或月水。天癸未行从少阴论治，天癸已至从厥阴论治，天癸已绝从太阴论治。刘完素的这段天癸与三阴的关系是从人体一生的周期来论述，龙砂流派对于三阴三阳与月经周期有着独特的认识。

---

* 2018-1-6

❼ 当归芍药散中量最重的是芍药，其次泽泻，柴胡桂枝干姜汤中柴胡、天花粉、黄芩用量依次从大到小，这是伤寒金匮中原方用量比例，顾老师用方一再强调尽量用原方原量，药量不要随意加减改变药在方中的比例。

❽ 如果大便不畅的话，可加大审平汤中天门冬用量加强降阳明，需要时天门冬可加到60克以上，或者再合小承气汤。单用审平汤后有矢气的现象，是阳明降的结果。

范先靖按：顾老师使用"三因司天方"较多，门诊带教时为了验证运气思想常有倾向性选择"三因司天方"。审平汤是阳明燥金司天的运气方，2017—2018年年初丁酉岁恰当其时，原方药：紫檀、远志、山茱萸、天冬、白术、芍药、甘草、生姜。因很多中药房不备有紫檀，且紫檀因种类、价格问题往往不能用上正品，所以在顾老师的指导下龙砂流派内常用木蝴蝶代替紫檀，木蝴蝶可兼顾上焦的火热病象。近年来顾老师在需要使用紫檀时，若患者合并出血症状还会用侧柏叶来代替。

喻闽凤按：目前龙砂流派对于月经周期与三阴三阳开阖枢的认识如下：从开阖枢气化认识卵泡发育周期，卵泡的募集：上个周期的黄体期（月经前7天左右）及黄体—卵泡转化期，由阳明向少阴的转化；阳明为阖，潜藏阳气入少阴，化生精血内行下达。卵泡的选择和优势化：卵泡选择，月经周期的第5～10天，卵泡优势化，月经周期的第11～13天，由少阴出太阳经厥阴达少阳；少阴为枢，潜藏的精气转枢为卵泡生长的原动力，太阳为开，促进卵泡的选择，厥阴为阖，两阴交尽，最终一个卵泡选择出来，脱颖而出，随少阳生发，进入卵泡优势化，体现风从火化；卵泡排卵，月经周期第14天，氤氲期，阳气旺盛，少阳位，卵泡成熟，通过转枢排卵；黄体期，月经周期第15～28天，属太阴、阳明位，阴生阳消，阳气肃降过程，若有妊娠，太阴脾土厚德载物，精血化气温养受精卵，若无妊娠，太阴转阳明合降，阳气潜藏，阴血不固，产生月经，进入少阴，开启下个周期的转枢。

陶国水按：紫檀属于檀香一种，檀香有白檀、黄檀、紫檀，性味有差异，三因司天方中审平汤、升明汤中均有紫檀，针对少阳、阳明。个人觉得，除了用木蝴蝶，降阳明可选用蔷薇根，缪问认为此为阳明专药，《本草纲目》认为其入阳明经。

关于远志久煎，确实是顾植山老师临床观察后的体会。我跟随顾老师学习已经24年了，体会到老师十分注重患者服药后反应，并积极采取可行的措施去避免不良反应。

再譬如白薇致吐问题，我记得最早顾老师推荐使用《活人书》葳蕤汤时，我们医院采购的白薇，是单独重新加姜汁炮制的。目前有蜜白薇，此外，配上生姜也可以起到防止呕吐的效果。

关于基于开阖枢理论形成新的生殖周期，我和周亚红主任在顾老师指导下，有专门文章发表在《中华中医药杂志》，大家可以参考。

脉证的认识、黄连阿胶鸡子黄汤煎煮法等用药经验[*]

今天问了顾老师一个问题，我说我儿子是双手斜飞脉，生了病诊脉就不准了，给处方带来了比较大的困难。顾老师说不从脉也可通过别的方面辨六气，把握运气的方向。后来仔细想想确实如此。顾老师对于有些用审平汤的脉也是多次提过，患者脉不沉细就可以用，不需要特别典型的右脉明显浮。联系到通过月经周期也可以把握六气的不同阶段，想想脉诊确实很重要，但也不能拘泥脉诊，还是从整体把握更好。既然月经周期可以，是否其他周期也能窥一斑而知全豹？

---

[*] 2018-1-7

❶ 膏方里苦寒药要少放，如丹皮，知母。

❷ 天花粉能治疗痛经，教科书中只有清热生津的功效，但是有些调经的方剂用天花粉并不是取其润燥的作用。

❸ 黄连阿胶鸡子黄汤煎煮法：5杯水（市面上的纸杯）熬成2杯后化入阿胶，第一煎头天晚上取一半稍多点，等药温度降至70℃左右（夏天室温高时60℃以下）打入鸡子黄一枚，不能有蛋清，不然影响药效，成品应该是混悬液而不是蛋花汤。鸡子黄捣和即服，不能起蛋花，起蛋花表示温度高了。第二天上午服剩下的另一半，如法打入鸡子黄。此方中黄连和阿胶剂量最重。在开立此方后需要向患者详细交代煎煮法。

❹ 市面上的饴糖许多不是用麦芽制作的，所以用饴糖易出现饱胀感，可加麦芽配伍。

❺ 麻黄（量大）需要先煎去沫，10克之内，先煎去表层浮沫；吴茱萸需要先用开水焯1分钟祛除苦味。

范先靖按：运气思维还包括对于天象、物象的观察，通过天、物的象的观察可以帮助确定当下的运气病机，对于临证特别是一些证候特点不典型的病症有很大的指导意义，这是五运六气的天人合一整体观决定的。

喻闽凤按：天花粉，清肺之药，最为上品，又有通达凝瘀，清利湿热之长。其诸主治，下乳汁，通月水，医吹奶，疗乳痈，治黄疸，消囊肿，行补损瘀血，理疮痈肿痛。——黄元御《长沙药解》

顾植山按：2022年春天治疗的严重失眠的患者，为多年的反关脉，经1个多月的调理，失眠好了，反关脉也转为正常了。

陶国水按：关于天花粉治疗痛经，也是在复方的组方中体现的，如柴胡桂枝干姜汤，这个方子有很好的调经、助孕作用。而单味药天花粉，有研究认为其有堕胎的作用，以前还有专门研究用天花粉进行流产的。药物经过复方排兵布阵后，再经过煎煮，其功效与单味药的现代药理研究的成分、药效可能会有变化，这就是中医的黑箱理论吧。

用方不宜随症加减药物*

　　一位外地资深前辈介绍自己的患者过来，她因为患者上腹部胀在审平汤中加了理气药，患者服药后有口干的症状，顾老师考虑可能存在理气药性燥伤津，并提出（用方）不要随便加减，特别是类似的套药（随症加减药物）。

　　范先靖按： 运气方使用应谨慎加减，运气方针对的是运气病机，加减需要针对运气病机加减，而不是对症加减，同时对于方的加减需要确定临床实际是否起到了增效作用，而不是理论上的。

　　陶国水按： 审平汤的组方思路是五运六气，其加减也有按照运气客主加临的范式，你再糅入其功效进去加减，立论体系不同，难免会出现不兼容，那就不是1＋1＞1，很可能还会小于1。个人认为，司天方中的加减法，是一个示范，主要是示人以法，实际上经方的加减化裁也是有法度的，如小柴胡汤，加五味子、干姜，其方法即源于《伤寒论》原文："若咳者，去人参、大枣、生姜，加五味子半升、干姜二两。"

月经病与三阴三阳**

　　今天的第1个患者就诊时，老师又谈到了调月经。用三阴三阳开阖枢

＊　2018-1-20
＊＊　2018-1-27

来调月经不需要像西医一样做多项理化检查，也不需要像教材上烦琐的辨证，只要根据"经前从少阳、经来从太阴阳明、经后从少阴、排卵从厥阴"论治即可。

范先靖按： 运气体系有着独特的时间特性，这点突破了传统的中医教材体系。各个时间周期都能六分，目前龙砂流派运用较多的，除了《黄帝内经》中的岁周期以及六步主客气加临外，还有月经周期、欲解时（日、月周期），顾老师谈到的这个月经周期是龙砂流派独有的，欲解时（日周期）虽然是《伤寒论》中就有，但通过顾老师解读为"相关时"后才被大家认识并广泛应用于临床。

葳蕤汤、麦门冬汤中用药经验*

❶ 木瓜有养肝脾阴、增加食欲的作用。

❷ 《活人书》的葳蕤汤比《千金方》的葳蕤汤多了葛根；青木香是马兜铃科的，目前市场上已禁用，木香性味不同，不可代用。

❸ 麦门冬汤中人参与钟乳石，视畏寒与脉虚的情况加减，含有钟乳石比较适合今年的戊戌岁，因当令火运太过与太阳寒水司天有寒火夹杂的运气因素。

范先靖按： 顾老师常用的麦门冬汤有两个，金匮麦门冬汤和司天麦门冬汤，后者是《三因司天方》中针对火运太过而设，方义扶金御火，并

* 2018-1-28

非用苦寒泻火,《三因司天方》中十个运方用药都有类似特点。司天麦门冬汤药用:麦冬、白芷、半夏、竹叶、钟乳、桑皮、紫菀、人参、甘草、姜、枣。

喻闽风按: 木瓜,李中梓《雷公炮制药性解》:味酸,性寒,无毒,入肺、脾、肝三经。主脚气水肿,心腹冷热痛及奔豚,去湿气,调营卫,助谷气,和脾胃,止吐泻。忌犯铁器,石捣用。木瓜之入三经,何也?《经》所谓以酸补肺,以酸泻肝,脾则受制于木,而孕育夫金者也,何弗入焉?东垣云:气脱则能收,气滞则能和,腰肾脚膝之要药也。香薷饮用之,取其专和脾胃,培植肺气,除夏间之湿,以生至微之金耳。

《活人书》的葳蕤汤比《千金方》的葳蕤汤多了葛根,是先安未邪之地,防止太阳传入阳明。

运气交接时的临证经验、开阖枢中阴阳关系 *

大寒节气已过,正值丁酉年到戊戌年的过渡时期,顾老师说运气的变化是逐渐的,而不是突变的,所以这段时间存在多种气的问题(丁酉年的司天在泉、中运以及戊戌年的司天在泉、中运),如何把握运气病机,需要根据患者的脉证具体问题具体分析。有个中年男性患者,因耳鸣就诊,考虑存在明确的阳明不降,顾老师认为如果在去年就诊,使用审平汤应该有明确的效果,但因目前已进入戊戌年初之气,且脉显弦

---

* 2018-1-29

数，有厥阴的因素，不能明确阳明为主还是厥阴为主，拟方予审平汤4帖，敷和汤3帖，分别服用观察疗效，后续根据患者服药反馈再决定下一步治疗方案。并谈到两张方的合用问题，强强联合不一定更强，并用北宋杨业和潘美的例子（两个名将联合并没有达到1＋1＞2的效果）来说明。方与方的联合要严谨，一切均要用事实来说话，"自己认为的并不一定可靠"。

今天早饭时向顾老师请教，太极开阖枢的图如何看六气流转。顾老师说需要把阴阳结合在一起看，不能阳归阳阴归阴，其实就是阳气的周转，阴为辅助，阴开阳阖，阳开阴阖（阴阳开阖是相伴同时进行的，不能孤立地看待单个气）。

顾老师说《黄帝内经》中根据性味来调治六气的治则，是原则，但不应教条地照搬，不是简单地使用，需要较为丰富的临床经验来指导。并且说到，中医就像治国的良相，需要有处理复杂问题的能力，确实不是不谙世事的人能胜任的，很多事从更高的角度来看可能就和其他角度完全不一样。我听了很有感触，很多时候处方用药就是只看了一点，用了疗效不好，其实就是只抓了矛盾的一部分，没有全局把握。以前的全局把握可能就是脏腑辨证，现在学习了五运六气感觉还要从天人关系的角度考虑，又更上一个层次。

范先靖按：中医需要"上知天文，下知地理，中知人事"，运气体系要求我们需要去认知人所在周围环境对人有影响的方方面面，认识得越多越全面，越是能从更高的层次来认识人体的疾病。

陶国水按：关于五运六气推演问题，不可拘泥于具体的时日，顾老师反复强调据象，这个象又是多方面的，有物象、气象、病象、脉象、症象，另外还有一个全体趋同性在里面，有一批象，符合的象越多，判定越准确。这个问题已经多次谈论到。

随运气转变用方治疗疼痛的经验、将方作为一个整体来使用的经验*

今天顾老师谈到了门诊的第2个患者，一个邹姓女患者右上肢肱骨骨髓炎术后疼痛复发严重以致不能上学。开始来诊时后半夜疼痛明显，用乌梅丸缓解；后转为下午申时明显，用小承气汤缓解；接着因月经前痛经，用少腹逐瘀汤痛经与臂痛同时缓解；后来用黄芪茯神汤，去年年底改用审平汤，患者的臂痛终于得到控制，精神状态也明显好转，已恢复上学。此次来出现晚间10点左右不适，根据欲解时考虑太阴，因脉弦数同时属少阳，予柴胡桂枝干姜汤。老师说这个例子说明患者的治疗是跟着运气走的，所谓验方都是碰运气的，运气到了有效了，也就成为效方，从这点看到我们用验方也要追究验的运气是什么，为准确使用验方寻找依据，而不是从功能主治来把握验方。

顾老师又谈到处方要以"方"为单位不要还原到每一味药，这个观念是很多中医师很容易犯的错误，应该把方看成一个整体。

现在的龙骨大多是人工制作，很少天然化石的药材了。有些质量差的吃了还会有不良反应，临床感觉龙齿相对质量要好些。在用柴胡加龙骨牡蛎汤时有师兄问能否可以龙骨换其他的药，比如贝母，老师说有了成熟的配对，而且功效尚可，就不考虑更换搭配。

范先靖按：五运六气关注的重点是时间周期性流动带来的运气病机的变化，这种变化是普适性的，这种认识事物、认识疾病的视角与目前以疾病发生发展为视角主线不同，两者可以互补，并不矛盾。

---

* 2018-2-9

陶国水按：小女孩的病情，体现了中医抓时、重视病机的特点。证候是一定时间的病机综合的总结归纳，时间在变，证候亦相应在变，那么相对的法与方也会变。体现中医同病异治，更体现了"开方就是开时间"的奥妙。

中西医治疗思维的有别*

杏仁入煎剂要去皮尖，处方上要写明"光杏仁"或"杏仁去皮"。杏仁需要整个打碎入药，煎煮时间要短，与非感冒药配伍有时需要后下，如果与感冒药配伍可以不后下。

顾老师谈到中医的最高境界就是不治病，要达到不战而屈人之兵的效果。不能来了什么病，脑子里就是这个病有哪些药哪些方可以治疗，病是跟着运气走的，专病专方专药的思想不应该是中医的精髓和主流，更重要的是调六气，调天人关系。

范先靖按：五运六气理论认为天人失和是引起疾病的根本原因，调和天人关系是龙砂流派最主要的临证法则。"调和"不是"对抗"，不是对症治疗，不是简单的以寒治热和以热治寒，其中的道理和"治大国若烹小鲜"一样。

陶国水按：中医治病，就像种田，你除除草、浇浇水、施施肥，做好田间管理，庄稼就会长得好。比如，临床上一些过敏性疾病，通过整体调理后，过敏或发作频率降低、或发作程度缓解，也不需要服用抗过敏药物

---

* 2018-2-10

了，你最后说哪一味药治疗的，也搞不清楚。但确实治好了。

顾老师治疗白血病的验方*

老师从医50余年，对于很多疑难杂症有所建树。今天上午有位白血病的患者，顾老师用了天然牛黄1g，珍珠粉2g，血茸片3g，三七粉4g，共研细末，分4次两天吃，并用了资生汤加减。顾老师说天然牛黄升血细胞效果好，不论是针对血白细胞还是血小板。《中药大词典》记载，牛黄是黄牛的胆结石或胆管结石，人工牛黄是在牛猪羊的胆汁中用化学方法生产的，叫人工合成牛黄，性味为苦甘凉，归心、肝经，功用主治：清心凉肝，祛痰开窍，清热解毒。

范先靖按： 联系前面，一些有效验的专病专方在中医理论的指导下可以使用，但临床思维不能以专病专方为主。

目前膏方小包装的弊端**

今天老师谈到膏方小包装损耗较大，装袋时可能损耗三分之一，在目前这种包装工艺下暂不推荐使用膏方小包装。

---

* 2018-2-11

** 2018-3-2

五、六区别和关系 *

　　顾老师说六为天数，五是地数，天生地，六生五，五是用来解释六的，"顺天以察运，因变而求气"，六气是变化中来的，而五运五行是容易观察的，所以古往今来很多医家对于五运解释较多，而对于六气及三阴三阳论述不多，可见五和六不是平行的。我也深刻地体会到了龙砂医学的特色，以内经为本，讲象数，但不以数推，讲五和六，以六为主。

　　范先靖按：五运和六气是运气理论的基本元素，顾老师的学术思想挖掘并发扬了六气开阖枢理论，五运关注五种相态及其之间关系（生克制化），六气关注动态运动的规律（升降浮沉），两者关注的是同一个对象，只是角度不同。

　　陶国水按：阴阳各有开阖枢，就产生三阴三阳，即六气，而六气又化生万物，"万之大不可胜数"，所以用木、火、土、金、水，即生、长、化、收、藏五常之行气来表达，就是五运，六气与五运关系密切，另外五行、五运实际是一个概念的不同表述，这也是顾老师的观点。

五运六气的来源、象数理的关系 **

　　今天的收获主要有以下3点：

* 　2018-3-4
** 　2018-3-9

❶ 五运六气不是来源于天文。2022年跟师前我曾经在期刊网上搜寻过天文与运气的文章，当时只是觉得天文学与运气有关，学点天文学可以理解运气的文章，没有想过两者关联问题，但是搜索到的文章却大部分是持有"运气来源天文"这种观点的，现在还记得一篇文章指出金木水火土五行星对于地球的周期性影响，看了之后我的体会就是"运气是其他天体对于地球的影响造成的"。跟师后老师已多次提到这个话题。现在的二十八星宿和北斗七星的方位和黄帝时期比，变化已经很大了，只能说当时运气是以当时的天象做了记录，而不能说仅仅是天象引起了运气，运气的产生是多种复杂因素综合所致。古人观察到了五六节律，并记录流传下来，几千年来证明了五六节律周期性的准确性，现在要用西方科学研究单一因素与运气的关联尚解释不清楚，有待进一步探讨。

❷ 五运六气也不是西方医学气象学所研究的季节变化。我去年也看过类似的研究文章，它从农业气象研究的角度提出中国黄河流域有着明显的六季节特点，就是和内经六气的规律吻合。顾老师提出，医学气象学也是一种西方科学研究思维，要把很多现象量化，但是一旦量化了就是抓"后机"，而不是抓"先机"了，和中医思维"握机于病象之先"的观念不符合。

❸ 再次谈到了象数理的关系，象数理三位一体是哲学观点。象是客观存在的；数是把握象的原理的一种工具，它带有主观性，如果只谈数就是术士行为，因为它可以违背理，不顾象，这不是内经的精神。

范先靖按：五运六气不是中国古代气象学，也不是中国古代天文学，运气是带有中国文化特色的对于自然界整体认识的规律总结，单独认为是气象学或是天文学都狭隘了，仅从文献来看，五六象数还映射到治国、音律、战争等古代生活的方方面面。象数理是学习运气必须首先要分辨清楚的东西，是区别运气医学与算命迷信的关键，不顾患者的病象，仅仅靠生辰八字和发病时辰推算来处方用药的行为是顾老师明确反对的，这种诊病模式与《黄帝内经》的精神也不符，正如《素问·五脏别论》："拘于鬼神者，不可与言至德。"

陶国水按：这个问题我也和顾老师讨论过，五运六气涉及很多古天文的内容，这个东西比较难，特别是一上来强调过多的话，容易让人望而却步，顾老师也提过有些问题，临床医生知其然即可，或存疑待论，其余可以交给专家去研究。

关于医学气象学的问题，现代学者为了五运六气得到认可，并与现代科学更好地接轨，因此提出了五运六气是古代的医学气象学等概念。实际上医学气象学是一个专门学科，其旨在"加强天气、气候变化对人体健康的影响机制及变化规律的研究"，中国气象学会有医学气象专业委员会。五运六气与医学气象学研究内容有交叉，更有差异。

近年来，五运六气研究人员尝试引入一些气象因素作为运、气的指标，这个还需要进一步摸索，譬如火运难道就能用温度来标识？厥阴风木，也不仅仅是测量到的风速能标识的吧。当然这种探索研究我觉得还是有一定意义的，尤其对于与现代科学语境对话。

欲解时经验、运气年交接点的知识*

有皮肤专业师姐讲了"欲解时"用在皮肤病的经验，老师补充上午巳时病情变化可以用桂枝加葛根汤。太阳欲解时在巳时到未时，而经验上却往往从少阴治比较有效。

晚间病例讨论会，谈到运气年的交换点时，老师再次强调气和气的交接，年与年的交接是渐变的过程，不是一个标准的时间点，不是推算出来

---

* 2018-3-10

的。内经讲可以在大寒节气前后13天的范围内，具体时间还是以实际气化显现为主。有学者提出冬至或立春（特别是立春）作为运气中年与年的交接，老师就此详细解释：冬至点阳气自低点开始逐渐增加，是由于太阳与地球相对位置的改变，太阳直射位置自南回归线开始往北，但地球的地表实际温度还在继续下降，到了大寒节气实际气温已达最低点，并开始逐渐回升，到了立春节气已经出现了春天的气化显现。其中冬至节气是位变，大寒节气是气变，立春节气是象变。气象工作者对于入春的标准是冬季以后连续5天平均气温稳定达到10℃以上。我们有运气学学者受西方思维影响，把立春节气作为运气学的年交接点，殊不知《黄帝内经》的精髓在于抓先机，等出现了明显的象了再去抓就是后机。大寒节气可以踏雪寻春，这个"寻"就是抓住了气变的先机。老师总是在关键的点上指明正确的方向，比如天文的含义，西方以研究天体运行为主，东方以研究天体对地球的影响为主，它是有节律的，五六就是宇宙间的周期性节律。

复习岁和年的区别：岁表示今年某一节气到明年同一节气的这段时间，而年指今年正月初一到明年正月初一这段时间。

范先靖按："欲解时"在巳时到未时，属太阳病欲解时时段，顾老师提出可以从少阴论治，是因为太阳与少阴相表里，阳病可以治阴。太阳与太阴同为开，有时从太阳治太阴，开阖枢的阴阳升降之间的关系搞清楚了，能从中医原理上搞清楚很多临床现象，能更好地指导临床。运气年的交接点不同学者间有不同的看法，我们龙砂流派还是以《黄帝内经》为准，认为大寒节气为交接点，实际中气的转变有一个渐变的过程，且每年有太过与不及的区别，运气年交接前后实际的气需要根据具体的象而论。

陶国水按：关于欲解时的问题，我在跟随顾老师学习后，写了两篇文章[1]，我主要还是着力在用上，它的最主要作用就是帮助我们快速判定三阴三阳六病属性，或开阖枢障碍定位的一个路径。当然，你可以对它进行

---

[1] 陶国水. 顾植山谈六经病"欲解时"及临床应用 [J]. 时珍国医国药, 2017, 28（7）: 1707-1709.
陶国水. 顾植山再谈六经病"欲解时"及临床应用 [J]. 时珍国医国药, 2020, 31（8）: 1985-1987.

外延拓展的研究与阐发，但其最后目的还是服务临床。

金匮麦门冬汤中粳米的重要性*

顾老师在这两天的门诊中又有使用金匮麦门冬汤的案例，并在早饭时提到了金匮麦门冬汤中粳米的重要性，用了就不会因为麦冬的量大而出现腹泻，因此老师在腹泻或易腹泻的患者中并不忌用这张方子。

范先靖按： 金匮麦门冬汤临床使用要根据原方剂量比例使用，顾老师一般麦冬最小用量为70g，经常会用到105g，麦冬：半夏为7∶1，煎煮如煮粥法，可以多放水，米熟粥成，平时代茶饮。司天麦门冬汤顾老师一般麦冬使用量为30g。

陶国水按： 实践是关键，实际上我这么多年还没有用过这么大的量，可能是自己比较谨慎，抑或是未能学到顾老师的精髓，大家遇到类似问题，可以大胆地尝试。

附顾老师2020年7月10日病案1例

徐某，女，1979年7月21日出生。干咳3年，先后在无锡及北京多家医院就诊，诊断为间质性肺炎、结缔组织病，一直口服激素、环磷酰胺、雷公藤、乙酰半胱氨酸等药，肝功能正常。2017年12月曾来诊，早服麦门冬汤、晚服乌梅丸改汤，服用2月后，症状改善，咳嗽减轻，白痰减少。近1周来，时有恶心欲呕，咳出黏痰后感觉舒服，身困乏力欲睡，晨起明显，不咳嗽，近3～4天大便稀溏不成形，日2～3次，夜尿1次，胃纳差，舌淡，苔薄黄腻，脉双寸沉细数，尺不应。末次月经6月5日，至今未净，

---

* 2018-3-11

现服用激素14mg/d。

处方：麦冬100g　潞党参15g　姜半夏15g　大枣10g（掰）　炒甘草10g　粳米25g（自备），3斤水煎成500mL，代茶饮。

处方思路：该患者此次就诊以恶心咳痰为主，《金匮要略》曰："大逆上气，止逆下气者，麦门冬汤主之。"金匮麦门冬汤主治肺痿，对于无力排痰者无论痰多少均有效。窃以为麦门冬汤促进排痰的机制也是恢复阳明阖的体现，虽然排痰是咳嗽气机向上，但是其结果是气促及恶心等气机上行的病势恢复。

平气年的意义、枳实桂枝薤白汤煎煮法等*

今天老师谈到了平气年的事情。平气年不是说哪一年肯定平气，只是说运气中太过或不及的因素趋向平，结果是平还是不平需要"象之谓也"。

枳实桂枝薤白汤煎煮法：需要五升水，先煮枳实和厚朴，五升水煮取二升，再入薤白、桂枝、瓜蒌，数沸就好。枳实和厚朴都是降阳明的，适用患者下午阳明欲解时不适。

今天老师还谈到了脉数的问题，不是脉数就是热象，外感病脉数是热，内伤病脉数是虚，具体的情况需要结合其他脉象和情况。比如患者脉数，但是左尺沉弱，结合1946年（患者出生年份）司天及今年运气用了静顺汤。所以，以某个症状或一个特点来判断整体会很片面，比如痰黄就一定是热、苔腻就一定是湿等，往往自己就把自己绕进了死胡同，学院毕业的很多中医都会犯这个毛病，我自己也不例外。这种思维习惯遇到复杂病症就头晕了，老师也说过会处理复杂问题是一个合格中医的能力，"上医治国"是讲"上医"要具有政治家治国的思想。

---

* 2018-3-30

范先靖按：顾老师临证多用原方。用原方讲究煎煮法，比如这个枳实桂枝薤白汤，前面提到的黄连阿胶鸡子黄汤，还有如麻黄汤及葛根汤中麻黄、葛根都要先煎去浮沫等，这些煎煮法需要掌握，处方后详细交代患者执行。临证时我们中医不是对症治疗，不能停留在症的层面，运气理论要求最终归纳到五运六气的病机层面，这样才能从整体来把握复杂的病证。

附顾老师2020年5月病案1例（吕微提供）

赵某，男，1989年1月1日出生，2020年5月3日就诊，诉进食后腹胀不适2年余，每逢进食寒凉、油腻、烧烤、辛辣食物或饮酒后发作，胃部痞胀不适下午明显，排气少，曾查胃镜提示慢性胃炎，中西医治疗后虽一度有缓解，但易反复。平时胃纳尚可，大便2天一行，成形、偏软，小便正常，睡眠尚可。舌体胖大，边有齿痕，苔润，脉络细滑。

处方：江枳实30g（先煎） 川厚朴25g（先煎） 薤白头40g 桂枝10g 全瓜蒌40g

煎煮法：加水1000mL，先煮枳实和厚朴，煎煮至400mL后加入薤白、桂枝、瓜蒌，再煮数沸（约10分钟）即可，7剂。

吕微按：该患者5月17日复诊，腹胀不适已明显缓解，原法继续使用，随访数月未再反复。腹胀有下午加重（阳明欲解时）特征，所以顾老师使用枳实薤白桂枝汤。

阳明欲解时用小建中汤的原因*

今天门诊有个小姑娘每逢下午出现胃脘部不适，老师用了小建中汤，

---

* 2018-4-20

并没有因为阳明欲解时而从阳明治，说明欲解时也是象，从象中抓病机才是正确的，而不是就对着欲解时用药。

范先靖按：这个小姑娘晚餐前胃脘不适，可以辨证为中虚腹痛，用传统辨证也可以论治，有阳明欲解时可以从"虚则太阴、实则阳明"来理解。

牛膝的用法[*]

今天有师兄师姐在牛膝的使用上有些问题，请教老师，老师说宋代以前是没有川牛膝的，所以运气方中的牛膝以怀牛膝为准，而血府逐瘀汤是宋代以后的药方，针对血瘀需要通利活血，川牛膝走四肢更适宜，故血府逐瘀汤中用川牛膝。

阴阳离合、六气与六部脉的关系^{**}

今日问老师，《天元纪大论》中说：何谓气有多少，形有盛衰？阴阳之气各有多少，故曰三阴三阳也，形有盛衰，谓五行之治各有太过不及也，如何把阴阳之气各有多少和开阖枢的阴阳离合联系起来？老师说，阴阳之气的多少需要把握多少的动态（即少到多、多到少的动态，而不是多

---

* 2018-4-21
** 2018-4-22

少的数量），这就是"阴阳离合"。

这次跟师时老师回答了六部脉具体代表的六气，现行诊断学中所列六部脉分别所主的是五脏，而老师指出其源头是六气，而不是脏腑或六经。特别是两部尺脉代表左太阳寒水、右少阳相火，与传统认识的肾阴和肾阳略有差别。

范先靖按：从动态的角度（由多到少或由少到多）来理解三阴三阳就是开阖枢，开阖枢和太极洛书的结合阐述是顾老师对于五运六气最突出的贡献。"气，脉其应"，六气对应寸口六部脉分别为左尺关寸对应太阳寒水、厥阴风木、少阴君火，右尺关寸对应少阳相火、太阴湿土、阳明燥金。

中医诊疗思维的特色、静顺汤的脉证*

今天跟师门诊看第1个患者时老师就教导我们说看病时要用中医思维，不能被西医的病名所局限。我的感受不仅仅是注意西医病名的影响，还有诊疗思维的影响。西医确定主诉，针对主诉可能出现的疾病结合查体、实验室检查，用排除法一个一个排除，要求越细致越好，名为精准，现在西医对这方面非常强调，导致我们中医临证时很容易走这个思路。日本汉方的经方思维就有很多类似的模式，也搞鉴别诊断。而中医是取象辨机，按象或归类为5类，或分为6类，老师说是智者察同，执简驭繁。我理解中医思维就是用五运六气的思维来诊疗。而只有建立了牢固的中医基础才能做到自信，才能不被西医的思维拉偏。

---

* 2018-5-4

今天老师用了很多静顺汤，我也了解了不是一定要有两侧脉都沉细、有怕冷的症状才能用，还是把握一个寒的象，脉只要左尺沉细或左脉较右脉沉即可考虑静顺汤。

范先靖按：中医的学习需要从理论的理解和临床的效验两方面来巩固自信，五运六气更是如此，跟师学习在运气的学习中非常重要，仅靠书本理论的学习是远远不够的，运用传统的脏腑辨证无法指导五运六气的临床。

附顾老师2018年5—6月病案1例

刘某某，女，1955年12月5日（农历）出生。2018年5月就诊。左下肢肿胀20余年（1997年发病），西医检查无异常，按之不凹陷。便秘如羊粪，无腹胀腹痛。失眠，多于凌晨1～3点苏醒，不易再入睡，神疲乏力，口干，纳食少，食后胃胀，既往有高血压病史。舌尖红，苔薄，有裂纹，脉细。

一诊予乌梅丸改汤＋生大黄6g（后下）。

5月14日二诊：服药后失眠较前改善，醒后能再入睡，不口干，胃纳好转，无上腹部胀，大便调，左下肢肿胀同前，夏季明显，舌尖红，苔薄，有裂纹，脉细尺沉。

处方：制附片6g（先煎）　茯苓15g　木瓜20g　炮姜6g　甘草10g
防风10g　煨诃子10g　怀牛膝10g　7剂。

5月18日三诊：服用静顺汤后左小腿肿胀较前好转，按之可见凹陷，失眠、便秘及腹胀均未反复，既往不易出汗，服药后后背汗出较舒服，服药后已停用降压药物。舌淡红苔薄润，脉尺沉。三诊时请赵梓羽医生续诊，予二诊的静顺汤原方。

6月1日四诊：服药后左小腿肿胀进一步消退，目前轻度水肿，近期口腔中出现破溃，口干，舌红苔薄，脉弦尺沉。

处方：剖麦冬30g　法半夏10g　党参10g　香白芷10g　蜜桑白皮15g

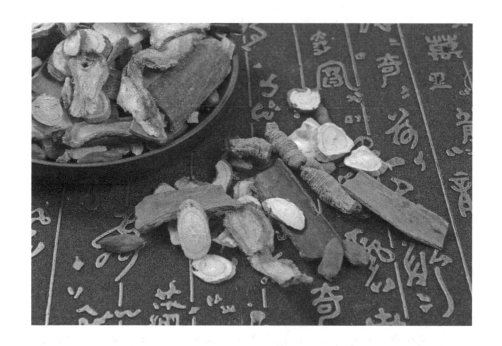

钟乳石10g（先煎） 炒甘草10g 蜜紫菀15g 淡竹叶10g 生姜10g 大枣10g 枸杞10g 地榆10g 茯苓15g 怀牛膝10g 防风10g 炒诃子10g 14剂。

后随访左小腿肿胀基本消退，左、右腿粗细一致，口腔溃疡好转。

处方思路：该患者初诊有明确的厥阴欲解时的症状"失眠，多于凌晨1~3点苏醒，不易再入睡"，有口干、便干，故使用厥阴方乌梅丸改汤加用大黄泻热；二诊厥阴病已好转，主要针对多年的左下肢肿胀治疗，有尺脉沉，结合就诊时太阳寒水司天的运气背景，从太阳病论治，予静顺汤；续诊时多年的下肢肿胀已有好转，续方时未考虑5月底二之气到三之气的节气气候转变，续用原方后虽然下肢肿胀进一步好转，但出现了上火症状，末次就诊时顾老师使用了静顺汤三之气加减，并合用了当令岁运方司天麦门冬汤。这个案例顾老师结合当令运气抓住了尺脉沉的特点，从太阳病论治解决了患者多年的顽疾。

黄连后下的用法[*]

今天下午请教老师关于含黄连的方使用时老师标注黄连后下的问题，老师回复黄连后下取其清气，且黄连的苦味会大大减轻。

陶国水按：一个后下的脚注，蕴含了顾老师的用药经验与严谨，我在多年跟师学习中，体会到老师在一张小小处方上做的大文章。今天，看到赵梓羽的这段记载，再次勾起我的感慨。我曾经就处方上的标注字，专门写过一篇文章，今附录如下，以供大家参考。

医生书写病案（古称脉案）和开具处方，是医生诊疗活动的文字表达。换句话说，医生书写病案、开具处方的过程，就是诊疗过程中，四诊信息收集，分析把握病机，立法处方用药思辨的轨迹记录，一定程度上也反映出医生的学术素养、诊疗技艺和临证水平。

由于现行医院信息化管理模式和无纸化办公的推进，外加中医的医药分家现象十分严重，大多医生已经不关心自己处方所开出的药物的质量、产地、规格、炮制、煎服法等，中医处方已经越来越失去中医的元素；这种现象所带来的弊病是影响临床疗效，值得反思。

国医大师干祖望先生早年曾写过一篇"中医处方上逐渐消失的字"的文章，干先生指出，大概从明代中叶开始，医生处方时每味药至少要写3个字，讲究的为4个字，内容涉及药名之外，还冠之以炮制、产地、规格、质量以及脚注特殊处理、煎煮方法等要求的字，可惜现在逐渐地消失了。以前中医处方上常用的字，现在的中青年中医师可能已"莫名其妙"了，

---

* 2018-5-6

发出"情随事迁,感慨系之矣"之感叹。

笔者跟随顾植山老师抄方及整理先生医案时,发现顾老师的处方依旧保持传统特色,坚持在药物前"冠之以炮制、产地、规格、质量以及脚注特殊处理、煎煮方法等要求的字",顾老师认为,处方上写3个字或4个字,不是为了整齐、好看,实际上是反映医生处方过程中的思辨,以及对药物品种与疗效、煎服方法与疗效关系的掌握。如处方牛膝,是川牛膝还是怀牛膝,用地黄是生地黄还是熟地黄,需要讲清楚。旋覆花带毛绒,代赭石粉状,均具有刺激性,需要包煎。杏仁、桃仁等不经过打碎药性不易煎出;还有葛根这味药物,浸泡一夜内部都不能析透,煎煮后内芯甚至还是干的,严重影响疗效,应打碎先煎去沫。还有的药需要炒炭存性,加强止血功效,有的需醋炙加强活血。麻黄,需不需要先煎去沫,都要标注清楚,张锡纯指出:"麻黄发汗功甚猛烈,先煎去浮沫,因其沫中含有发表之猛力,去之所以缓麻黄发表之性也。"要缓麻黄之猛烈就要标上"先煎去沫",凡此等等,不一一列举。通过在处方上以前缀或脚注形式写出,就需要认真分析思考,如果不用心思考,就不会有这些体会。

顾老师还打了一个很形象的比喻说:"譬如你到饭店去点菜,就点鱼,是鲢鱼、鲫鱼还是鳜鱼呢?做法是清炖、红烧还是糖醋呢,这些应该要说清楚吧,开方不也是一样吗,道理是不是很简单?你开五味子这味药,五味子有南北之分,北五味子,又叫辽五味,为传统正品,品质优良。南五味子,为五味子副品,品质较次,这你需要说清楚吧。"

一些年轻医生,开始对写处方用3个字或4个字表示好奇,在没有了解其内涵后,有时为了凑字数,有的甚至胡编乱造,有的人则认为没有必要,沽名钓誉,故弄玄虚。下面看一看到底有没有意义。

比如冠以地名者,有的是品种要求,如沙参、五味子、细辛等均有南北之别;对于肉苁蓉,有酒苁蓉、咸苁蓉、淡苁蓉,还有黑豆制的苁蓉等不同。譬如龙胆泻肝丸事件,将木通科木通、马兜铃科关木通混淆,一个是木通,另一个是关木通,虽然只是一字之差,但在药理及药效上却有着天壤之别。木通属于木通科，不含马兜铃酸，而关木通则含有马兜铃酸。中医对关木通的毒性早有认识，《中华本草》中称："本品用量过大，可引起急性肾功能衰竭，甚至死亡。"

再如沙参，虽在古代医学文献中，只有一种，即南沙参。至清代《本草纲目拾遗》《本经逢原》两书问世以后，始将沙参分为南、北两种。南沙参偏于清肺祛痰，而北沙参偏于养胃生津。再看看瓜蒌这一味药，瓜蒌根据用药部位不同，分为瓜蒌皮、瓜蒌仁、全瓜蒌，三者功效与主治有所差异。瓜蒌皮即瓜蒌除去瓤及种子的果皮，具有清肺化痰、行气宽胸的功效；瓜蒌仁即瓜蒌的种子，具有润肺化痰、润肠通便的功效；皮、仁合用即为全瓜蒌，全瓜蒌除兼具皮、仁二者的功效，还能消肿散结，可用于治疗乳痈肿痛。

下面列举顾老师处方常见标注以供参考。

对产地有要求的，顾老师处方上常有："潞"党参（指产于潞州的党参，为道地药材），"滁"菊花（指产于滁州者），"宣"木瓜（产于安徽宣州，为道地药材），"霍"石斛（安徽霍山），"建"泽泻（福建的道地药材），"云"茯苓（云南的茯苓为茯苓中上品），黄芪有"北"黄芪、"箭"黄芪（指产于甘肃定西，山西绵山等地者），川"雅"连（产于四川洪雅地区的黄连），"苏"薄荷、"苏"芡实（产于江苏）"广"陈皮（产于广东）、杭白芍（浙江杭州），"川"桂枝（产于四川）、"怀"山药（产于河南怀庆地区）等。

需要说明的一点是，在冠名产地时还需深入了解冠名某地的意义，及时吸收中药材鉴定方面的新知识，譬如射干与川射干，习惯认为带有地区标识的多为道地药材。2010年版《中华人民共和国药典》中将川射干列为正品。而我国最早的本草文献《神农本草经》下品中分别列有射干、鸢尾两个药物。川射干用的是鸢尾科。《本经》载："鸢尾，味苦平，主蛊毒邪气，鬼注，诸毒，破症瘕积聚，去水，下三虫。生山谷，射干，味苦平。主咳逆上气，喉痹咽痛不得消息，散急气，腹中邪逆，食饮大热。一名乌扇，一名乌蒲。生川谷。"如写上川射干，则此射干已非彼射干也。

对于规格要求的，顾老师处方上常有："大"熟地、"奎"砂仁、"大"麦冬、"京"元参（大、奎、京均指选用大的药材）；"小"青皮、"细"生地、"子"黄芩（小、细、子均指选用小的药材）；"肥"知母、"肥"玉竹（指选用果实大而饱满的药材）等。

对于质量要求的，处方上常有："绵"黄芪（肥大而柔软如绵称，绵黄芪是上品），"凤"丹皮（铜陵凤凰山系金沙土质，常年气候温和，雨量充沛，"凤丹"因此质量好），"紫油桂"或"上"肉桂（紫油桂是肉桂品种里的一种，特具有高含油量、厚度较厚的特点），"陈"香橼（要求愈陈愈好），"光"杏仁（必须去净皮），"净"麻黄（一则有去杂质、干净之意，二则指去尽木质茎、节及残根等非药用部分），"香"白芷（保存好，香气未失），"润"玄参（质地滋润，不干燥），"淡"竹叶（只取淡竹的叶），"淡"苁蓉（苁蓉长于盐碱地者表面有盐渍需去盐，春季采者，通常半埋于沙土中晒干，称甜大芸、淡大芸或淡苁蓉，味淡者为上品。秋采者，因水分多，不易晒干，须投入盐湖中1～3年后，取出晒干，称为盐大芸、咸大芸或咸苁蓉），"拍"马勃（干净、拍尽灰尘者），"粉"甘草（以折断时有粉样物，手感滑爽为佳品），"明"天麻（个大、均匀、有红色鹦哥嘴者，精制加工而成，饮片透明），"灵"磁石（磁性好，有吸铁作用者），"花"槟榔（饮片有美观的花纹者），"嫩"钩藤（选用新嫩者），"霜"桑叶（经霜打者质佳），"六"神曲（六月六日制作者为佳品），"九节"菖蒲（一寸中有九节者为佳），"九孔"石决明（以九个疣状吸水孔者为佳），"二青"竹茹（竹子最外一层称头青，头青与竹肉之间者称二青，可供药用，现在的竹茹很多是竹肉，实无药用价值）等。

还有需要特殊处理的，也应以脚注形式标出，如大枣，需要擘开，大枣不擘的话煎煮的汁不易出来。细辛先煎去沫，中医有"细辛不过钱，过钱命相连"的说法，细辛在先煎后，其毒性成分黄樟醚的含量能大大下降，不足以引起中毒，顾老师在临床上细辛常用6～9g，先煎主要是让挥发油挥发（有沫的应撇去沫），未见中毒者。

此外，吴茱萸这味药特别难服，好多患者服用吴茱萸时觉得又辣又苦，胃里面不舒服，而顾老师在运用温经汤时常重用吴茱萸，有时达20～30g，临床观察用开水淘洗9次后，味道会明显改善，在开具吴茱萸时顾老师都在脚注上标"淘洗9次"。

再有，需要特殊炮制的药物也需要明确标出脚注，如黄连姜汁拌炒、熟地砂仁拌炒、檀香麦芽拌炒等。

药物煎服方法需交代患者或家属并标注清楚，徐灵胎《医学源流论》说："煎药之法，最宜深讲，药之效不效，全在乎此。""药物虽精，而煎法失度，药必无效。""病之愈不愈，不但方必中病，方虽中病，而服之不得其法，则非特无功……"

汤剂的疗效与其煎煮质量密切相关，顾老师临床十分重视古方的煎服方法，他说运用古方尤其是经方，煎服方法也需要按照古人煎服方法。顾老师临床运用大、小柴胡汤，半夏泻心汤，生姜泻心汤，甘草泻心汤，柴桂干姜汤，旋覆代赭汤等，都是要求按照《伤寒论》中煎煮方法，去滓再煎。比如顾老师临床用柴桂干姜汤，遵《伤寒论》原文煎服法"以水1斗2升，煮取6升，去滓，再煎取3升，温服1升，日3次"；为方便换算煎服，临床用水1 800mL，煎至900mL，去渣再煎成450mL，分3次服用；或用水1 200mL煎至600mL，去渣再煎成300mL，分2次服用；顾老师指出枳实薤白桂枝汤如不按原方煎服法（"以水五升，先煮枳实、厚朴，取二升，去滓，内诸药，煮数沸，分三次温服"）临床疗效会大减。有鉴于此，关于煎药方法，需要在处方上清晰说明。

此外，关于服用方法也多有讲究。譬如顾老师临床善用薯蓣丸治疗虚劳诸疾，偶有病家不愿用酒带服会出现服药后胃脘部不适，改用黄酒空腹带或煮丸去渣服后，无不适症状。张仲景在薯蓣丸后注明"空腹酒服一丸，一百丸为剂"的服用方法是高明的。顾老师常说，经方的用量和服法是古代医家长期经验积累总结出来的，在你没有确切证据证实优于古人时，还应该遵循经方的原汁原味，不应凭主观想象随意改动。这些细节之处，在临证处方时都要标注清楚的。

所以说，一张看似不起眼的病案和处方，蕴含了丰富的中医内涵，其是医家展示基本功的"名片"，是患者疗病祛疾的"法宝"。正所谓"台上一分钟，台下十年功"，中医药学博大精深，践行中医药"简便廉验"优势，疗病祛疾，健康养生，需要有渊博的知识，更需要在细微处见真功，恢复传统中医处方的精华，更能彰显中医药特色，顾植山老师一直坚守。

建中汤的使用、月经经后的具体时间*

今天第2位患者舌苔干燥、脉大，老师用的建中汤，这类患者易被误认为是燥热，"男子脉大为劳，极虚亦为劳"。这位患者提出患有糖尿病，可否使用饴糖，老师回复目前血糖控制尚可，可短期使用，并在用药期间监测血糖，实际观察用药后血糖变化。

今天门诊后各位师兄师姐利用空闲时间继续讨论了调月经周期的问题，老师曾指导我们经前从少阳治，经来从太阴阳明治，经后从少阴治。我和有些师兄师姐一样以为经后是月经结束后，老师指出"经后"指行经后，而不是月经结束后。老师说崩漏可以从太阴治用固冲汤，从少阴治用胶艾汤，如果经前期有明显的太阴证也可提前用固冲汤，但暂不使用其中的炭类药，使用后可能出现月经不下的情况。

范先靖按： 顾老师经前从少阳治时常用方柴胡桂枝干姜汤，欲解时即寅卯时有病症常用方血府逐瘀汤。这两个方都是少阳方。老师多次门诊带

---

* 2018-5-18

教中都有论及关于三阴三阳与月经周期的对应关系，可以前后互参。

陶国水按：关于舌脉在临床的价值，医生在长期实践中，往往会形成自己的经验。我记得听一位同道提起过，他在一次学术答辩中，顾老师提出过"舌红用附子"的观点，他就感到很不解，这个问题以后再请顾老师讲一讲，我觉得应该有一个定语，就是在一种怎样的前提下，这个立论存在。

附顾老师2020年6—8月间病案1例

许某，女，1980年3月16日出生，6月26日首诊，夜寐差6年，诉6年来入睡困难，经常要后半夜2～3点才能入睡，严重时彻夜不眠，纳可，大便不成形，每日1次，入睡差时有口角流涎，末次月经2020年5月29日，月经量少色暗，月经前有乳房胀痛，舌红，苔薄，脉弦。

处方：北柴胡30g　川桂枝10g　淡干姜10g　炒黄芩15g　炒甘草10g　左牡蛎10g　天花粉30g　去渣再煎　7剂。

8月14日二诊：服用上方后入睡时间提前到晚间10点左右，服完1周后在当地医院继用原方，但服用后病情未再好转，入睡时间又回到之前的2～3点，时有整晚不能入眠，在空调房间头痛，纳可，大便不成形，末次月经7月29日，量少，经期2～3天，有血块，经前乳胀，舌红少苔，脉弦细略数，双寸浮。

处方：1. 川芎12g　白芷10g　羌活6g　细辛6g　防风6g　薄荷6g（后下）　荆芥穗10g（后下）　炙甘草6g　绿茶6g　早服。

2. 炒桃仁10g　红花10g　西当归10g　生地黄10g　川牛膝10g　大川芎10g　桔梗10g　赤芍10g　炒枳壳10g　炒甘草10g　柴胡10g　睡前服。

处方思路：不寐总的病机是阳不入阴，但是阳不入阴是偏于形而上的概括，在五运六气体系中根据不寐具体的时间点，如入睡困难于何时辰、易醒于何时辰，结合欲解时的三阴三阳进行考虑。简言之，日周期的欲解时理论在不寐中应用较多，同时会结合其他运气因素。一般而言入睡困难的时间段在阳明、太阴，子时或丑时易醒且不易再入寐分别从少阴和厥阴考虑，寅卯时的早醒或相关症状从少阳入手考虑。不过在临床中时常有些情况不会按照我们医者想好的来，这例患者丑时才能入睡，从欲解时考虑似乎应该从厥阴治，但是这位患者首诊时，顾老师用了柴胡桂枝干姜汤，这是从少阳治。用这个汤并不是因为患者为申年出生，而是当时患者处于月经前，从月经周期来看，经前期从少阳治，从这点可以看出对于疾病的三阴三阳的判断是多方面多角度的，不是有固定模式的。这个患者服用了柴胡桂枝干姜汤后睡眠时间能提前到晚上10点，这个效果可以说是非常好的。然而进一步继用原方没有方随机转，因为月经来之后就进入了少阴时段，继续服用少阳方理所当然是无效的，这个无效也说明了运气思维是针对的三阴三阳，而不是针对疾病，三阴三阳在不断的变化，方必须得跟随变化，这点在女性患者身上尤为明显。二诊因患者头痛用了川芎茶调散，放在上午服用，晚间服用血府逐瘀汤，二方分早晚服用，各7剂，共服用14天，大概仍在月经前期，故用血府逐瘀从少阳治，仍有从月经周期考虑的含义在内。

欲解时、辨证与三阴三阳 *

今天讨论会上老师就"欲解时"再次做了解释。不要把欲解时与辨证对立起来，辨证最终也要归到三阴三阳，加上时间（欲解时）对于辨别疾病属于三阴或三阳会有很大的帮助。同时有些疾病只要辨证准确，不需要一定要按欲解时来治疗。如一位师兄就针对少阴时段出现的心烦不适用了

---

* 2018-5-19

柴胡剂，症状缓解了，表示无法从欲解时来解释。老师说不在上午时段出现的少阳证仍然可以从少阳来治，同时少阳相火与少阴君火是相通的。前两个月老师还曾对一个下午阳明时段胃脘不适的年轻女性患者用了太阴方小建中汤；在与跟师学员分享一例皮肤病患者在中午发作时，顾老师提出太阳欲解时段可以从少阴治等。我有过阳明时段的腹胀用了小承气反而不适的案例，通过老师多次的指导，大致能理解"欲解时是辨病机重要的抓手"这句话，欲解时是重要的，能指导我们抓住病机，但是它并不直接等于病机。

范先靖按：欲解时与三阴三阳哪个病的判断不是线性关系，还要依靠我们临证的辨别，需要结合开阖枢图，经常需要考虑的是互为表里虚实的关系（如阳明欲解时考虑为太阴病）、同为开或枢或阖的关系（少阴欲解时用柴胡类方，少阴少阳同为枢）。

脉与运气的关系、乌梅丸加减等*

今天顾老师提到同样的脉在不同的时间段表达了不同的意义，左脉沉在去年（2017年）上半年可用苁蓉牛膝汤，下半年可用审平汤，今年可用静顺汤，追本溯源，是天人相应，脉是反映天人关系的窗口。正如《六微旨大论》："物生其应也，气脉其应也。"

今天顾老师晚上聊天后再次谈到，乌梅丸针对后半夜发病的各种疾病都有神效，并且提到了乌梅丸的加减法，可以加黄芪、大黄、当归六黄汤，但是单加生地效果欠佳，这是临床使用后反馈总结的经验。近期腹泻的患者

---

* 2018-6-1

增加，顾老师提出是土气来复，因为前段时间寒气胜，虽然复气是天地的自然调节机制，但不是复气都是有益的，就如同近期的腹泻，如《六微旨大论》有"气有胜复，胜复之作，有德有化，有用有变，变则邪气居之"。

范先靖按：不仅仅是脉象，症状也同样是如此，运气思维提示整个的病象都需要结合当时的运气背景来讨论，抛开运气背景谈证候就不是五运六气了。厥阴病欲解时可以用厥阴方来治疗，龙砂流派内常用乌梅丸改汤，其他的厥阴方也能使用。

陶国水按：关于运气脉的问题，值得深入研究。实际上南北政脉不应的问题，归根到底就是在论述运气脉的问题，当然这个南北政脉不应的问题，历史上各家也是见仁见智，具体如何指导应用，还是需要进一步结合临床去研究，进而至少在一定范围达成共识。

伤寒论中三阴三阳与运气、麦门冬汤脉证

今天顾老师治疗一女性患者时使用了葛根汤，随后指导我们，今年的运气有太阳寒水，可以用《伤寒论》太阳病篇的方子，把六经辨治放到运气的大背景下来运用。顾老师不止一次提到了伤寒六经就是六气的运用，张仲景如果没有深厚的运气功底，是不会总结出如欲解时这类带有鲜明运气特色的条文，只是因当时社会对图谶的限制而不得不含蓄地表达运气的内容。

昨日顾老师解读麦门冬汤的脉象右寸脉需要弱，缪问注释"惟肺脉微弱者宜之，若沉数有力及浮洪而滑疾者，均非所宜"，后者需考虑使用伤寒阳明病篇承气、白虎等方。缪问对于"三因司天方"的注释是从五行角度来解读的。

---

* 2018-6-3

范先靖按：《伤寒论》中的六经可以较好地融入五运六气体系，《伤寒论》也是六气在临床使用的范例，六经、五行五运、脏腑辨证、八纲辨证互相之间并不冲突，只是看待疾病的角度不同。

审平汤使用体会等*

今日门诊患者徐某，男，1951年5月出生，2个月前因胸闷、左胸隐痛就诊，未发现器质性病变，此次就诊脉浮滑，舌偏干。顾老师指出，辛卯年阳明燥金司天，2个月前客气也是阳明燥金，加之脉象，考虑阳明的问题，予麦冬汤合阳明司天运气方审平汤，方中使用远志20g，并使用了钟乳石、车前子、赤芍。远志用量较大，说明需要兼顾少阴。回忆去年底多例患者使用审平汤时使用大剂量的远志，顾老师当时说治疗疑难病远志就得用大剂量。今天再思量这句话，如果只是阳明不降的问题，可使用麦门冬汤，用审平汤就是有阳明兼少阴的问题。远志辛温，为手足少阴药，与其他辛温类药物不同的是有宁心安神的功效，符合少阴君火需要固藏不露的特点。个人体会远志辛温性燥（我自己服用审平汤时，若远志用量达15g则有明显的鼻咽干燥），对于舌腻舌润（兼有痰浊病机）的患者较为合适，故麦门冬汤降阳明润燥作用较单一，审平汤降阳明兼降君火，润燥化湿兼备。

今天有患者使用黄连阿胶鸡子黄汤，顾老师说如果遇到怕冷的患者，可加用党参、干姜、肉桂。

今晚有师兄问及开阖枢的太阴升降问题，顾老师说太阴在右，降中有升，厥阴在左，升中有降。

范先靖按：司天麦冬汤用于火运太过的运气病机，从六气来看也是

---

* 2018-6-15

阳明方；审平汤用于阳明燥金司天少阴君火在泉，方中也有扶木抗金的含义，六气与五运需要结合来看。

附顾老师病案1例（吕微提供）

杨某，男，1967年阴历十月初四出生，2017年10月6日就诊，诉间断右侧睾丸坠痛20余年，加重5个月。患者28岁时急性睾丸疼痛发作，考虑附睾炎，予输液抗感染好转后出院，此后反复发作，劳累后易发作，自服抗生素可缓解，近5个月前再次发作，住院治疗无明显好转，现睾丸肿胀不适，口干欲饮，胃纳一般，多梦失眠，耳鸣听力下降，腰背酸楚疲软，大便一日一行或溏，小便无不适，夜尿5次，舌质红苔少，左脉反关偏浮数。既往有胃溃疡、慢性前列腺炎、腰椎间盘突出症病史。

处方：制远志30g（先煎2小时）　紫檀香10g　天门冬30g　山茱萸20g　生白术15g　炒白芍15g　炒甘草10g　生姜10g　紫丹参15g　木蝴蝶15g　生整酸枣仁20g（先煎）　14剂。

吕微按： 该患者后续反馈服药后睾丸疼痛有明显减轻，顾老师用审平汤是根据就诊时的运气因子，2017年是丁酉岁阳明燥金司天。服药后睾丸疼痛好转是自身气血调整的结果，审平汤中并没有直接针对睾丸疼痛的清热化湿或理气止痛药物。

间气的重要性、四神煎使用及煎煮法*

今天门诊顾老师两次谈到了间气的问题，较多人推算司天在泉的因素，往往会忽略间气，顾老师说在实际临诊中，间气的影响往往也很重

---

* 2018-6-16

要，跟诊时确实能看到很多间气与体质或发病相关的病例。

今天有个腰部无力的小朋友就诊，老师用了四神煎。此方出自《验方新编》，主治鹤膝风，用黄芪半斤，远志、牛膝各三两，石斛四两，金银花一两，先煎前四味药，十碗水煎成两碗水，再入金银花，煎一碗水，顿服后暖睡取汗。估计煎药需4~5小时，此方药量重，煎煮法特殊。老师在此方中加了当归。

艾叶炭可用于扁桃体肿大，是老师的家传经验，生艾叶不行。

舌的两边有两条白沫，属半夏舌，主痰火。

范先靖按：《至真要大论》云："主岁者纪岁，间气者纪步也"。因为老师对于四神煎的临床使用经验，越来越多的龙砂弟子开始在神经元疾病中尝试运用四神煎。

陶国水按：关于间气，实际上是体现运气不同时段"临御之化"的重要推判工具，三因司天方地支方的加减，就充分考虑间气的问题。

附顾老师医案1例（吕微提供）

周某，男，1965年阴历2月21日出生，2019年6月23日就诊。患者于2014年5月开始出现右上肢无力，并逐渐加重，后双上肢肌力完全丧失，双下肢肌力也进行性下降，曾在上海多家医院诊断为运动神经元病，服用利鲁唑，症状无明显改善，自2018年8月起开始服用中药治疗至今，服药后血压已控制，未再服用降压药物，双上肢肌力零级，双下肢肌力Ⅳ级，坐下后不能自行站起，能行走，大便溏，每日一行，舌质暗红，苔薄，有黏沫，右寸略细，关脉细，尺弱，左脉沉细数。

处方：绵黄芪200g　铁皮石斛80g　川怀牛膝各70g　炙远志80g　金银花20g　酒当归30g。

煎煮法：加水10碗，煎至2碗，加入金银花、当归，再煎至1碗，顿服。

2022年3月4日复诊：患者服药后病情进展较缓，目前口腔溃疡已愈，大便每日一行，不成形，夜尿2次，颈项部无力，进食饮水不顺畅，卧位翻身仍困难，腰部瘙痒，不能挺直，胃纳睡眠尚可，舌淡苔薄，中有裂纹，边有齿痕，脉沉滑略弦。

处方：制附子150g（先煎2小时以上）　上绵芪300g　铁皮石斛80g　升麻10g　剖麦冬40g　云茯苓30g　茯苓皮30g　川、怀牛膝各80g　制远志90g（先煎3小时）　金银花30g（后下）。

煎煮法如前。

吕微按：该患者从2018年起长期在顾老师门诊服用中药，顾老师给予四神煎为主治疗，在夏天天气炎热时金银花会酌情加量；在2021年4月的一次四神煎加减中，顾老师结合当时的气候及运气特点，提出寒气虽重但有阴火，加用少量黄连清火、升麻升阳；患者特别畏寒时会重用附子；腰痛明显加重时加生白术60g等。同时在不同的运气背景下，参考患者病情变化也会给予其他方剂，如患者咳嗽明显，结合其舌脉征象会临时予紫菀汤（从患者乙年出生运气特点出发考虑），也会联合与当令运气方一起使用（如2020年有四神煎与正阳汤合牛膝木瓜汤交替服用），还曾先后在四神煎使用间歇中给予升阳益胃汤、紫菀汤、乌梅丸改汤、桂枝加葛根汤、大补肾汤、备化汤等。在服药期间，患者反馈服用四神煎后感觉较好，询问能否长期服用。根据患者的反馈，四神煎一次煎煮需要6小时，服药后该患者病情进展缓慢，截至2023年该患者还在顾老师门诊随访，对照该病的常规进展速度，顾老师的治疗是有效的，因为篇幅关系在此仅摘录两次就诊记录以作参考。

黄芩三物汤、前列腺验方等*

今日跟师，顾老师使用了黄芩三物汤，即生地、黄芩、苦参。查此方

---

* 2018-6-17

原出自《金匮要略》，"治妇人草蓐，自发露得风，四肢苦烦热，头痛者，与小柴胡汤，头不痛但烦者，此汤主之"。现代用治手足心热多有显效。

有一老者小便淋漓，顾老师最后用了前列腺验方：乌药、瞿麦、菟丝子、巴戟天、覆盆子、益智仁、小青皮、紫丹参、半枝莲、半边莲、败酱草、虎杖、地龙、水蛭。

顾老师说白芷是散风热的，我以往以为白芷是辛温的，开立麦门冬汤方，患者有热证时，会特意减少白芷的量，查《中药大字典》也是注明辛温，但确有很多热证的治验。

范先靖按：顾老师临证偶有运用验方，司天、司人、司病三者结合，病的特殊性有时也能作为病机的抓手。

陶国水按：关于白芷，三因司天方中麦冬汤有用之，缪问言："白芷辛芬，能散肺家风热，治胁痛称神。"静顺汤，"三之气"太阳寒水加临少阳相火时段的加减中有用之，缪问言"白芷消散外疡"。此外，紫菀汤中姜体乾将白芍改用白芷。所以，顾老师说白芷散风热，是有根据的。

五运与五脏的区别、黄连茯苓汤的使用要点等*

今日门诊顾老师给一位患者处方柴胡加龙骨牡蛎汤，原方加了五味子。老师指出五味子引火入坎，这个患者口干、舌苔偏燥，五味子可能润燥，加之有心悸症状，五味子可与龙骨牡蛎配伍，加用五味子对此例患者较为适合。顾老师在柴胡加龙骨牡蛎汤中加五味子说明之前有成功的案例，之后顾老师指出原方加某味药要尝试2～3次，都能达到满意的效果才算是成功的经验。前面有提到使用成方要谨慎加减药物。

---

* 2018-6-29

顾老师今日指出不能把运气的五行和人体的五行五脏混为一谈，最容易犯的错误就是今年火运太过，心火就一定强一定健康，我想到了"侮而受邪，寡于畏也"，这句话也提到了当令的五行也是会出现病变的。

承接上次跟师时的间气话题，今日顾老师进一步谈到了间气的影响，间气的作用较司天在泉弱，其作用容易在与其五行相同的年份里表现出来，在其他年份可能会被掩盖。如相火或君火的间气作用可能在今年表现得明显。

今日跟师对于黄连茯苓汤的认识较前加深了些。之前也用过黄连茯苓汤，但在黄连茯苓汤、麦门冬加三之气静顺汤之间仍有混淆。今日顾老师又有患者使用黄连茯苓汤，观察顾老师看诊过程，抓住了土复，对于舌苔腻、大便溏的患者可以使用。顾老师之前提到过"烦躁、肢厥、便溏"三要素，细想这三要素分别指向火郁、寒水、土复这三个病机。顾老师还指出黄连茯苓汤不是直接驱寒，而是之前提过的通阳。

一女性患者（1937年出生）因多年来反复腹胀就诊，中餐及晚餐后加重，西医未查明原因，舌暗紫，脉浮弦。顾老师予五积散，并在门诊结束后谈到五积散中苍术剂量最重，厚朴及枳壳其次，再次是陈皮、桔梗，其余都是小剂量，在壬戌年此方运用较多，去年基本没有。

范先靖按：五运六气中的五运与脏腑的五行属性不是同一层面的概念，两者不能等同，五运中的太过不及也不能与虚实直接对应等同。黄连茯苓汤用于水运太过之岁，药用：黄连、茯苓、麦冬、半夏、远志、黄芩、车前子、通草、甘草、生姜、大枣。五运六气理论最重要的观念是天人一体的整体观，病象的出现一般都有运气因子的加持，如果没有相应的运气因子，需要考虑辨证思路是否正确。

陶国水按：对这个黄连茯苓汤我是情有独钟，在临床上用得很多，而且都有良好效果，我并不拘泥丙年使用，基于寒、火两个要素，特别是寒包火的，或者说"寒甚火郁"，从间气角度，还有出生丙年的有这个病机都用。舌苔帮助判定也很重要，我以前说过苁蓉牛膝舌，就是一看到那个舌象，就想到这个方子，一问果然或出生年干符合、或发病时间符合，或符合当下运气特点。这个黄连茯苓汤的舌头，质润淡、或淡暗、或淡胖有小齿痕、这个舌苔是薄或微腻，上面罩一层淡淡的黄苔。

戊午年生人寒象明显的解释[*]

今日跟师，有位戊午年三之气出生的女性患者就诊，寒象明显，先天的运气因素（戊午年火运太过、少阴君火司天）与目前的病象完全相反，顾老师说火气太过，寒水来复，这个例子以前不是没有遇到过，"不恒其德，则所胜来复"。跟师后开始接触用五行胜复来解释病机指导用方用药，不仅印证了内经条文的正确性，同时也体现了五行是完全可以运用于临床的。

范先靖按： 五运五行生克胜复只有在天人一体的系统中才能成立，单纯局限在人体内讨论脏腑气血是无法成立的。

麦门冬汤当令、六气标本[**]

近期已出梅，天气炎热，顾老师说各地的龙砂弟子使用麦门冬汤开始有神奇疗效的反馈了。并指出一个方如果在常规疗效之外出现其他神奇的疗效，说明这个方对准了这个时段的运气。顾老师在今日门诊更多地考

---

* 　2018-7-1

** 　2018-7-13

虑了麦门冬汤，并在晚餐时指出天气炎热并不是主要因素，主要因素是运气，回归到以前的知识点，运气并不来源于天文也不来源于气候，气候只是运气的一个表现。

晚间请教顾老师关于六气标本的问题。我近期有个患者先用附子山萸汤治湿，后用麦门冬汤治燥，效果很好，在着手治疗前还认为是燥湿夹杂的复杂因素。顾老师引用张从正"风从火化，湿与燥兼"的观点，实则阳明，虚则太阴，阳明太阴互为表里，从开阖枢来理解燥湿关系就不那么复杂及对立了，开阖枢赋予了标本中气运用于临床的意义。

顾老师说麦门冬汤如果需要加大润燥的作用可加用天冬，天冬价格较便宜，且通便效果较麦冬好。

范先靖按： 运气方的使用不是按图索骥，麦门冬汤不是戊年整年都有用，现实的运气情况是复杂的，不仅要同时考虑司天在泉的问题，还要考虑间气，前面用黄连茯苓汤就是间气的影响，此外还有出生时运气禀赋对人体的影响，还有反常的运气等。六气指三阴三阳，而不是风寒暑湿燥火，后者只是前者在气化运动中反映出的现象，临证时需要探究现象背后的气化运动规律实质。

开阖枢与欲解时的关系 *

今日晚餐时顾老师详细地讲解了开阖枢和欲解时的问题，我对这个问题一直存在疑惑，顾老师这次的讲解使我收获很大。首先太阳为初生的阳，在东北位，开阖枢的左路，阳气需要到鼎盛之时才能欲解；其次阳明和太阴并不是如欲解时中先阳明后太阴，而是从少阳之后同时进入，同时

---

* 2018-7-14

负责阳气的下降，所以有实则阳明虚则太阴之说；太阴降中有升，厥阴升中有降，申时不是单单阳明的时段，太阴也不是要到阳明后才发挥作用，顾老师曾说过阴阳不是分离的，阳是在阴的辅助下开阖的。其次开阖枢的图和欲解时确有区别，欲解时的图说明的问题和开阖枢有联系而又有区别，经过顾老师的讲解，对于两个图又加深了理解。

静顺汤可以合三子养亲汤。

葛根先煎是因为葛根药材都是小块，普通煎不易煎透。

紫菀汤证的脉象较麦冬汤证更虚。

范先靖按： 日周期的时辰与三阴三阳之间不是线性对应关系，某一个时辰从开阖枢、从欲解时、从子午流注甚至其他的模式对应的三阴三阳都有所不同，这充分反映了人体与自然界的复杂性，临证时根据发病时辰的特点辨三阴三阳要会选择，同时不能拘泥于某一个模式图。

疾病发生的运气背景*

顾老师昨晚讲到了急性病可以看发病当日的干支，这个知识点让我认识到在"治未病"层面可以根据当令的运气来有目的地调整作息、饮食或某些特殊生活环境（以前没有重视这点），再就是可以提前辅助易受邪的五行之气。今年是寒水司天，从防病养生角度来讲，水果冷饮就应该比以往更少进食，在去年底服用膏方就可以提前扶太阳的阳气，这也完全符合运气学的思路。

范先靖按：《素问·六元正纪大论》中说"资其化源，抑其运气，扶其不胜"。其道理养生与治病可以一以贯之。

---

* 2018-7-15

陶国水按：顾老师提到急性病可以关注发病当日的干支，这个问题应该是顾老师在临床实践中观察的，与张景岳《内经图翼》运气交接时"干德符"概念有些异曲同工的感觉，一个是考虑天干、日干，一个考虑的是年支、日支。那么顾老师所言"戊日太阳寒水"，与辰戌之岁太阳寒水司天，立论依据一样。但是具体到临床，如何与传统意义上运气相关架构相参，还值得研究。

涉及三阴三阳的本草书籍*

晚间与顾老师聊天谈到讲三阴三阳的本草书籍，顾老师再次提到了《珍珠囊》，并指出常见的《珍珠囊》不是原著，张元素的《珍珠囊》现存只有一卷，收入《东垣十书》中，较具体的本草可以参考王好古《汤液本草》。

陶国水按：龙砂医家姚球的《本草经解要》也是值得参考的。《本草经解要》从药物所禀天地之气出发，也就是从五运六气角度阐述了药物的归经、功效特色以及制方配伍之法。

附子山萸汤的配伍特色**

今日顾老师讲到，附子山萸汤并不像现在流行的用干姜和甘草来抑制

---

* 2018-8-3
** 2018-8-4

附子毒性，而是用大队的酸药柔药来制约其燥热之性。

范先靖按： 附子山萸汤是土运太过岁运方，药用：附子、山茱萸、丁香、木香、乌梅、木瓜、肉果、半夏、大枣、生姜。其中附子用量顾老师常常在6～30g，对于左尺沉弱并有太阳寒水运气因子支持的、也往往会用至60g甚至更大的剂量。附子、半夏涉及十八反，半夏要用小量，龙砂流派使用经验未见有十八反的副作用出现。

陶国水按： 关于附子的配伍，缪问有明确论述，其言但附子性殊走窜，必赖维持之力而用益神，有如真武汤之用白芍，地黄饮子需五味是也。此而不佐以萸肉之酸收，安见其必入肾而无劫液之虑；不偕以乌梅之静镇，难必其归土而无烁肺之忧。非徒阳弱者赖此见功，即阴虚者投之中綮矣。

这里还涉及一个问题，就是附子山萸汤中有附子、半夏，这个"十八反"问题，每次开药，都需要双签。同时，有的中医爱好者和患者也担心。当然，顾老师包括我自己在临床尚未见到附子山萸汤的不良反应。

药有相反，其说始见于《神农本草经·序例》（原书早佚，现行本为后世从历代本草书中所辑出者），五代时韩保升《蜀本草》指出"相反者十八种"，当为"十八反"说的蓝本。迨至金代，张元素《珍珠囊补遗药性赋》将"十八反"以及"十九畏"编成歌诀广为流传，相沿至今。实际上古代很多医家也不循此说，陈无择除了附子山萸汤，其所创大豆汤有甘草与甘遂同用。此外，许叔微《本事方》中星附散、趁痛丸二方皆半夏与川乌同用，所以相反之用余听鸿说"古人立方，每每有之"。退一步讲这个乌头与半夏还是有区别的，所以有学者提出半夏反附子是"连坐"。

附顾老师2020年6—7月间医案1例

曹某，女，1974年7月22日出生，6月28日就诊，今年1月发现乳腺肿块，诊断为恶性，手术治疗结合化疗，化疗后心率加快，时有头痛，寐可，时恶心，干呕，二便调，易乏力，腿酸，舌暗红苔黄，脉略沉弦数，

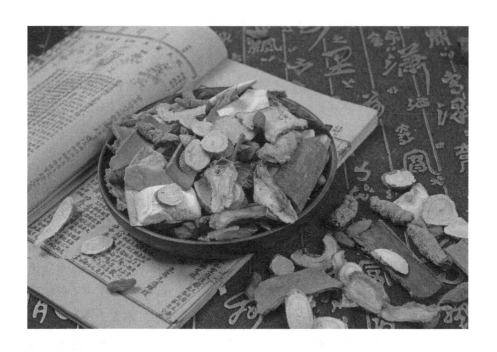

左尺沉明显。

处方：制附片10g（先煎）　净萸肉15g　法半夏6g　肉豆蔻4g　炒黄连3g（后下）　宣木瓜15g　制乌梅10g　公丁香3g（后入）　广木香6g（后下）　生姜10g　大枣10g（掰）

薯蓣丸一瓶20粒/次，早晚各一次。

7月12日二诊：乏力改善，已无心悸、头痛、恶心等不适，近3日口腔溃疡，面颊黏膜疼痛，咽痛，进食饮水疼痛，无口干、口苦，自觉腋下、腹股沟瘙痒，无皮疹，原有支气管哮喘史，发作时吸入沙丁胺醇气雾剂，近一年哮喘发作较前频繁，每月发作5～6次，胃纳可，二便调，夜寐安，舌淡红有紫气，苔薄，脉濡细，右细滑数。

处方：制附片30g（先煎）　净萸肉20g　法半夏6g　肉豆蔻4g　炒黄连3g（后下）　宣木瓜20g　制乌梅20g　公丁香3g（后入）　广木香6g（后下）　生姜10g　大枣10g（掰）　熟地黄30g　玄参12g。

处方思路：患者乳腺恶性肿瘤术后化疗后，出现乏力，纳差，恶心，腿酸，结合左尺脉沉符合甲年土运太过，土来克水的运气特点，故顾老师使用了甲年运气方附子山萸汤，因为2020年庚子岁的运气特点，故当年顾老师使用附子山萸汤较往年谨慎，一般首诊附子不会直接用大量，此患者没有明显的畏寒症状，故顾老师首诊附片用了10g，反馈效果较好，上述症状好转，考虑药中病机，二诊时附片加量到了附子山萸汤的常规剂量30g，因二诊时出现了口腔溃疡，考虑今年少阴君火的运气夹杂在内，加用了大剂量的熟地以及玄参，并且首诊与二诊均用了少量的黄连，这些都是考虑少阴君火的因素，因附子山萸汤本身就是少阴方，熟地、玄参、黄连都能归入少阴，以前也有如此加药的成功经验，故可以直接加用。该患者二诊时主诉不适有所改变，首诊以乏力、纳差、恶心等症状为主，二诊时以口腔溃疡及哮喘间断发作为主，看似征象不同，但病机未变，哮喘传统理论认为伏痰、伏饮是其平稳期的病机，痰饮也能归入湿土类病机，故土克水的病机未有改变，病机未变，所以守方继续使用，二诊的守方也体现了运气思维不治病而治病的特色，临证并不围绕疾病或征象来展开。在肿瘤患者术后气血亏虚时加用薯蓣丸是顾老师的经验。

胶艾汤煎煮法，多个运气方治"火"的区别[*]

胶艾汤：川芎15g　当归炭24g　白芍20g　生地40g　艾叶炭18g　炒甘草15g　阿胶20g　炮姜炭8g，水两斤，黄酒1斤，煎至1斤2两，烊入阿胶，分3～4次服用。顾老师谈到很多人用胶艾汤止血不敢用川芎，就是用了西医的思维（认为川芎不适宜用于活动性出血），加用炮姜是顾老师

---

* 2018-8-5

的家传经验。

今日下午，顾老师谈到发明运气方的古人已经把各种因素考虑在里面，比如今年火运太过，但使用升明汤或正阳汤效果就不好，我前段时间正疑惑这个问题。顾老师说麦门冬汤并不是只顾"火克金"，还防着寒水来复，顾老师之前也多次提过麦门冬汤很可能就是古人观察了戊戌或戊辰年的物候组方的。升明汤和正阳汤除了针对火的因素，还各自兼顾了其他运气因素，故用于今年不适宜，简单地借用效果也不会好。

范先靖按：三因司天方十六方制方思想精妙，方药的作用不是单纯用药物功效能解释的，从顾老师和龙砂弟子多年的临床实践看，效果可靠。临证一般不建议随意加减，尽可能用原方或先用原方，原方得效后再考虑出入加减。

陶国水按：受制于单味药所谓的药效，而忽视复方的架构，这个问题我前面已然论述。川芎活血、当归也活血，但是张仲景在《金匮要略》当归芍药散条还有"妇人妊娠，宜常服当归散主之"的明训，难道不怕引起流产吗？

麻黄需要先煎去沫、阳明间气的特点*

今日门诊，顾老师特意嘱咐使用麻黄的患者，麻黄要先煎去沫，即使沫少也要去。如果不去，一是可能出现心烦等副作用，二是可能导致麻黄的发表作用过大。

今日晚间讨论，顾老师提到阳明燥金的间气问题，因阳明燥金是紧接

---

* 2018-9-8

着少阳相火之后的，如果火气较强，或气化运行先天，燥金的作用可能会被火压制，而其他的二气交接可能没有这方面的问题，基本都是相生关系。

范先靖按： 戊戌岁初之气少阳相火客气，二之气阳明燥金客气，二之气阳明燥金在春季又是前承相火，燥金在物象气象病象上的显现可能较弱。

六气与六部脉的关系、阴虚阳虚的运气学理解*

今日下午门诊，顾老师几次谈到了脉的问题，一开始就谈到六气与六部脉的对应关系，并进一步提到，六部脉与时间周期的关系是中医自古以来一直存在的，特别是龙砂流派的特色；后来顾老师又谈到了火热的脉象主要体现在两寸，一个是少阴君火，另一个是阳明燥金，但也可以出现在其他部位，顾老师用了"火游行其间"来说明。右寸浮，火在上，左尺沉，寒在下，特别是今年很容易出现这种脉象，且可以出现相兼。

今天有患者问了阴虚和阳虚的问题，顾老师特意指出不能把阴虚的阴单纯理解为阴液精血，不能把虚理解为数量上的多少，白天为阳夜间为阴，睡眠不好就是阴虚，阳气敛藏的功能不好了就是阴虚，顾老师之前就曾讲过虚不是弱，可以理解为有间隙可乘的意思。

范先靖按： 五运六气中的阴阳是升降出入层面上的，和脏腑阴阳虚实的概念不能等同。

---

* 2018-9-21

紫菀汤的脉证特点、五味子汤与"水""火"的理解*

今日哈蕊师姐分享了使用麦门冬汤效果不佳后发现右脉浮滑，改用紫菀汤取效的病例。我悟性不佳，对于麦门冬汤的脉象和紫菀汤的脉象区别理解不好。顾老师指出麦门冬汤着重火象，右寸脉弱的同时其他部位的脉可见不弱的火象，而紫菀汤主要是金不足，右寸脉弱为主。顾老师上午就说脉象还是主要靠自己体悟。

本月顾老师在使用五味子汤后，有两次和我们说"壮水之主以制阳光"。这句话是王冰对《至真要大论》"诸寒之而热者取之阴，热之而寒者取之阳，所谓求其属也"的注文，目前大多数人理解这句话是用寒凉法治疗热证，如果乏效可以用滋阴法，这种热证就是阴虚阳亢。翻阅方药中先生的运气七篇讲解，对于这句话方先生认为重要的是"求其属"，我的体会是求病机的意思。方先生认为"寒之而热"可能是"真寒假热"，可能是"阴虚内热"，治疗也分为用温药取效以及甘寒、咸寒类养阴补阴两大类。以我目前的理解来看，王冰的注释觉得谈不上注释，只是把最重要的这两句话换了个说法，"水火者，阴阳之征兆也"，水火是阴阳的代名词，阴翳和阳光也可理解为寒象或热象，而方先生的解释比较直白，但我觉得还是浅了点。之前我曾理解水之主是五行的水，从这个方向理解水主封藏，故壮水之主应为加强水的封藏之性，五味子汤恰是非常符合。但后来结合《至真要大论》中的前后文来看，我把水之主的水理解为五行的水不是很符合语境，其"取之阴""取之阳"的阴阳范围似乎应更大些。可惜

---

* 2018-9-22

顾老师没有对此进行详细的解释，以我目前的体会，五味子汤"壮水之主以制阳光"，可以从"岁水不及，湿乃大行，长气反用"来理解，封藏不及阳气外露而火热上炎，在这种病机下用苦寒、甘寒、咸寒均非所宜，故可以理解为"诸寒之而热者"。

范先靖按：五运六气中五运的水、火，与寒热并不能对应等同，传统认为的水火一般仅从寒热上去认识，学习了五运六气后需要认识到水本义为封藏，火本义为炎上，与寒热属性不能等同。紫菀汤是六乙年金不及岁运方，药用：紫菀、地骨皮、白芷、人参、黄芪、杏仁、桑白皮、甘草、生姜、大枣。与麦门冬汤都是主要针对火金关系。

附顾老师2021年病案1例（吕微提供）

朱某，女，1951年5月20日出生，2021年7月17日就诊。去年肾结石手术后出现左小腿酸痛，左侧腰部阵发性刺痛，上半身易汗，双下肢小腿冰凉，平时较劳累，入睡困难，凌晨1～2点醒后难以入睡，胃纳欠佳，二便畅。舌红苔薄黄，脉弦细。有甲状腺弥漫性改变伴多发性结节、肝囊肿、肺结节病史。

处方：北五味子10g　大熟地20g　砂仁3g（拌炒）　山萸肉10g　巴戟天15g　鹿茸片3g（酒炖）　盐杜仲15g　炒甘草10g　淡干姜5g　制附子10g（先煎），7剂，并予龙砂六气开阖针法，针引火三针加太阴阳明。

2021年9月12日复诊：持续服用上方2个月，左腰痛及左下肢酸痛明显改善，双下肢冰凉也明显改善，仍有上半身汗多，双足底凉，喜热熨，入睡困难，夜间1～2点易醒，醒后不易入睡，饮食佳，口干不显，大便调，舌淡苔薄白，脉左沉细，右浮弦。

处方：北五味子10g　大熟地30g　砂仁3g（拌炒）　山萸肉10g　巴戟天15g　鹿茸片3g（酒炖）　盐杜仲15g　炒甘草10g　淡干姜15g　制附子30g（先煎2小时）。

吕微按：该患者上半身易汗，下肢冰凉，结合出生辛年的运气特点，符合五味子汤的运气病机，用方后症状也随之好转，复诊时有明显的左脉沉细，少阴不足之象明显，顾老师附子、熟地均加量使用。龙砂六气开阖针引火三针是迎向患者刺头顶广明、百会、少阴三处位置，起引火下行的作用。

熟地、砂仁配伍的经验[*]

今日我问顾老师关于熟地、砂仁的问题，我在服用含熟地类的方剂时容易引起腹胀，去熟地就无腹胀，顾老师建议我熟地、砂仁炒拌入药。以前曾经有用过砂仁后下同煎的，但印象中效果不大，因为自己对于砂仁拌熟地的认识不够，以往我用引火汤时只是叮嘱砂仁后下。顾老师说熟地、砂仁拌是江南医家后来总结出来的先进经验，今日吴贞分享了1例用引火汤的病例，用了砂仁就有效，不用时效果不佳，顾老师说砂仁一是可以佐制熟地滋腻碍脾的副作用，二是有引火归元、纳气归肾的作用。

范先靖按： 顾老师常用的引火汤熟地一般用90g，大剂量熟地常用砂仁拌炒，在膏滋方中熟地用砂仁拌炒也是常规。引火汤：熟地、巴戟天、五味子、茯苓、麦冬、天冬。

陶国水按： 砂仁拌熟地，是龙砂医家常用配伍。熟地黄的炮制方法分为砂仁制熟地黄、姜酒制熟地黄、熟地黄炭、酒熟地黄以及蒸熟地黄等。《本草纲目》记载熟地用砂仁炮制。关于用砂仁引火归元，封髓丹、潜阳丹里面都有。

---

[*] 2018-9-23

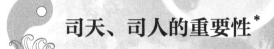

司天、司人的重要性*

今日跟师老师谈到了"天、人、病"三者之间综合把握的问题，当下运气是与每个人都相关的，在三者之中相关性最大，从就诊患者的脉象反应来看，约有三分之二是与当下的运气有关系的；出生的运气因为受后天因素的影响，相关性较当下运气小；发病的运气因素比较复杂，急性病或有明确发病时间的可以作为抓机的重要参考，而慢性病往往发病时间比较模糊，不易准确把握，但症状突然加重的时间点还是容易把握的，"六经欲解时"就是抓发病机的机。

范先靖按：司天、司人、司病，从3个角度来把握病机，其中司天是龙砂流派顾老师独有的学术特色。

陶国水按：出生时运气、发病时运气、就诊时运气的考量，也涉及一个所占权重问题，龙砂医家吴达在《医学求是》一书中有"运气应病说"提出过，因病以测岁气，非执岁气以求病也。

不宜在患者面前推算生辰**

晚间讨论时，老师指出不要在就诊之初就在患者面前推算生辰，这样

---

* 2018-10-8

** 2018-10-20

会给患者一个"算命"的不良印象，且并不是所有的患者的病象都和出生时有关，还是要以脉象结合运气因素具体分析。

秋膏与冬膏*

今日返回酒店时我问了顾老师一个较困扰我的问题，五味子汤放在膏方中，秋膏与冬膏中是否需要调整剂量以体现"养阴"与"养阳"的区别？老师回答一味药不能代表一个方的升降浮沉，也并不是说在春夏季就不能用五味子汤，需要根据患者的具体情况（大意）。

范先靖按：冬令膏方是从冬至开始服用，需要契合阳气升发的态势。秋膏需要契合阳气的收降，一般江南地区在国庆节之后天气转凉后制作服用。秋膏的使用是顾老师运用五行思想养金以滋水之化源的一个创新举措，和有些中医院开立的四季膏方有着本质的不同，一般春、夏季顾老师不建议服用膏滋方。

慢性病稳定期使用当令运气方的理解**

今日门诊一女性患者，经之前调理症情稳定，顾老师说对于这种稳定的患者可以优先考虑今年运气方。之前咳嗽予麦门冬汤好转，目前舌脉偏

---

* 2018-10-21
** 2018-11-2

向于静顺汤，故予静顺汤。《内经》讲"必先岁气"，当下的运气因素对人的影响最大，从天人相应的角度来看，平稳期处理当下的天人关系更符合"静以待时，谨守其气"的精神。顾老师讲如果大家都能学习中医运气知识，可以做到小病自己治。

范先靖按： 各种急慢性疾病的稳定期，临床症状已基本消除，仅有些许舌脉方面的异常，顾老师一般都用当令运气方调理，这种处方的思路蕴含了天人相应的思想。正如《内经》："故智者之养生也，必顺四时而适寒暑，和喜怒而安居处，节阴阳而调刚柔，如是则避邪不至，长生久视。"

陶国水按： 司天十六方，不是板方，其运用是根据运气病机，是16个套路，用之得当，"是不可以多寡计也"。缪问提及："治气交之病，其教人致治之法，论天之气，寒热温凉，论地之味，辛苦甘酸咸淡平，其主客之胜负，已觉游刃有余。"

大剂量黄连长期使用不符合中医原则[*]

顾老师谈到目前有用大量黄连降糖的，长期大量的苦寒药使用也不符合《内经》的精神，"大毒治病，十去其六"。《内经》的"毒"我可以理解为药物的偏性，苦寒药物可以归入大毒或中毒一类。

今日顾老师讲到，学习《内经》这类经典要先相信它，再在临床实践中验证它、理解它，而不是先搞清楚为什么。这和以前顾老师讲的学做豆腐和掌握做豆腐的原理一样（先学会做豆腐，再掌握其原理）。

今日开膏方时顾老师指出不要加入滑石一药，滑石会影响膏的成色。

范先靖按： 大剂量黄连降糖仅考虑了黄连的药用功效，这是西化的思

---

* 2018-11-3

维模式，中医不能抛开四气五味归经仅仅考虑药物功效。《素问·至真要大论》："久而增气，物化之常也，气增而久，夭之由也。"

膏方中矿物类药出膏的特点*

顾老师指出，在计算膏方的药材重量时钟乳石不可计算在内，因为不出膏。师兄师姐在一旁补充说龙骨、牡蛎只能算一半的剂量，因为出膏少。

膏方开立时需要考虑的运气因素**

今日顾老师开立膏方时指出，膏方需要考虑冬至前后两个时段的运气因素，目前处在少阴客气，气候偏于燥热，而终之气以寒湿为主，到时气候将会出现较大的变化。所以不能仅以目前的物候和证候作为唯一依据。

顾老师提到敷和汤时说敷和汤有扶土御木的作用。

范先靖按： 膏滋的服用一般持续一个半月左右，跨越当年终之气至来年的初之气，需要提前考虑来年的运气因素。敷和汤是 2019 年己亥年厥阴风木司天、少阳相火在泉运气方，药用：半夏、枣仁、五味子、枳实、茯苓、诃子、橘皮、甘草、炮姜、大枣。

陶国水按：《三因司天方》每首"五运方"方剂之下，都引用《素

---

* 2018-11-4
** 2018-11-16

问·气交变大论》中对于五运太过不及所致疾病的论述。每个处方，有一个前提，就是五运或者六气格局。针对岁运方，如附子山萸汤，为六甲年土运太过而立，其有除湿补肾之功。六己年白术厚朴汤，则益脾平木。六丙年黄连茯苓汤逐寒补心。针对地支方，六气治则，厥阴风木，治宜辛凉，少阳相火，治宜咸寒。也可以从其他角度加以理解，如敷和汤有扶土御木之功。

膏方中司天方加减、少阳方的范围、儿童开立膏方的注意事项*

今晨与顾老师散步，问及膏方中司天方加减问题。顾老师说，冬膏中静顺汤应按六之气加当归白芍阿胶，牛膝视其他方中有无而加减（静顺汤终之气加减中有原方去牛膝），敷和汤需要根据初之气加牛蒡子。追问顾老师冬膏最适合的服用时间是早上，秋膏是否也是早上？顾老师讲秋膏最适合的时间在下午和晚上。冬膏崇生，秋膏崇收，对应一天及一年不同时段的阳气损益。

问顾老师少阳的柴胡剂与升明汤的区别，顾老师说升明汤以清火为主。我的理解是柴胡剂以柴胡为君，有舒达解郁的作用，在木火之间偏于木，升明汤偏于火。我向顾老师汇报了经前期用升明汤的案例，顾老师指出，这也说明柴胡剂和升明汤的少阳是统一的，《伤寒论》的三阴三阳就是内经的开阖枢三阴三阳。

今日门诊有儿童来开立膏方，前面使用了资生汤，胃口明显好转。顾老师讲儿童纯阳之体，不宜补阳，故钱乙将金匮肾气减去附子、肉桂制成六味地黄，开膏方也是如此，一般不用右归。

今日下午，一女性患者1983年年底出生，既往有桥本甲状腺炎，顾老师指出，从出生运气看是少阳，桥本病也是可以从少阳治的，但是柴胡桂

---

* 2018-11-17

枝干姜一般不在膏方中使用，最后予温经汤＋敷和汤＋升明汤＋左归，说明早上提到的柴胡剂与升明汤治的少阳是统一的。

今日晚间讨论，顾老师提到麻黄汤可以开太阴，也可以开太阳，太阳与太阴是相通的；阳明的阖与厥阴的阖也是相通的，可以用吴茱萸汤；血府逐瘀治少阳与少阴的枢也是相通的。

今日有靖江的陶秋莲师姐问顾老师近期藿香正气用得比较好，是否是终之气太阴湿土提前来临了？顾老师答藿香正气是根据五积散变化而来，正对寒湿之气。

范先靖按：升明汤是少阳相火司天厥阴风木在泉司天方，药用：紫檀、车前子、半夏、青皮、枣仁、蔷薇根、生姜、甘草。小儿资生汤是顾老师家传方，药用：生怀山药、生白术、生内金、西洋参、炒牛蒡子、润玄参、霜桑叶、醋龟板、蜜远志。

七损八益与膏方*

今日晚间膏方沙龙，顾老师进一步讲解了膏方的一些知识。顾老师把冬膏和秋膏结合开阖枢图讲解了七损八益，我才知道秋膏和顾老师的渊源。顾老师还提到一些苦寒类的药物（如三黄）尽量不要加到膏方中，顾老师的膏方中常用车前子来代替知母、黄柏泻肾火；用饴糖来收膏并不是仅仅为了口味，饴糖有小建中汤的意思，符合助阳升发的冬膏。有师兄问是否需要常规在膏方中使用理气类药物，顾老师回答我们使用成方组合，很多的细节问题如服用后腹胀等，成方中本已经有了考虑，故不需要另外加理气或消食类药物。

---
* 2018-11-30

范先靖按：关于顾老师结合开阖枢图讲解七损八益的详细内容可以查阅顾老师的讲座。

陶国水按：以升为动，重视阳气生发，重视精化气以奉生，是龙砂膏方组方重要特色。"阳动阴静"，根据开阖枢"冬至一阳生"思想，加用佐助"开"太阳的药物，以升助动，是一种更高层次的"动"。

阳旦汤可助阳气出阴入阳，助力"冬至一阳生"，配伍用桂枝汤、建中汤或选用黄芪、桂枝、饴糖取"阳旦"之意，以助力阳气出少阴入太阳，从而加强气化生发作用。《汤液经法》中桂枝汤加饴糖叫"正阳旦汤"，建中汤加参、芪为"大阳旦汤"。

运气思维与调和天人关系、年末时舌苔随运气的转变*

顾老师今日门诊指出，要用运气思维来讨论方，而不是照搬书本的思维。运气是解释产生（疾病）的病机，而不是去分析方中的哪味药治疗哪个症状，用运气方调节天人关系，症状自然就好了，而不是方或药是针对该症状的。我的体会是，天人相应是我们龙砂的核心思想，就是因为我们常会被惯有的旧思维牵着走，顾老师才一次次地强调；对于我们而言，顾老师的每一次对于天人关系的强调以及我们自身对于这个思想的体会，都是对我们中医思维的锤炼，可能真的需要千锤百炼我们才能真正融入"天人合一"的境界。

顾老师今日门诊指出，随着终之气来临，很多人的舌苔变得与之前不同了，今年前些时候有很多典型的麦门冬汤舌苔和静顺汤舌苔，现在的舌苔变得不那么典型了。我的体会这也是天人相应的反映，戊戌年逐渐在向己亥年过渡。

---

* 2018-12-2

范先靖按： 顾老师指导我们，临证要针对运气病机治疗，不能对症治疗，契合了运气病机，很多看似复杂问题就会迎刃而解，临证会有意料之外的疗效，这个意料之外就是指看似没有使用针对病症的"套方套药"，实际疗效良好。

菊花的区别[*]

　　今日顾老师提到菊花的鉴别使用，杭白菊以清热为长，对于慢性病需要滋养肝肾的应选用甘菊花。我以前接触到的是白菊花平肝，黄菊花治疗风热，野菊花清热解毒。顾老师今日将枸杞、菊花加入了金匮麦门冬汤中，这是有成功先例的，这个加法以后可以使用。

戊戌年"三合方"的危重症验案、多个太阴方的区别、中医治病的特色等[**]

　　针对学员提出今年有危急重症用静顺汤、司天麦门冬汤、小承气汤三合方多例取效的情况，顾老师在江阴沙龙上讲话：其中1例94岁的老人病情重，大便不通，用小承气大便解不下来，症状严重的时间是下午，治这种急重症的时候，要急攻不能缓图，所以要用重剂。假如是慢性病的治疗，用麦冬60克，再不行加到80克，逐步增至100克。类似的急重症处理往往与当

---

　　*　2018-12-14
　　**　2018-12-15

令的运气有关，使用当令的运气，不管是疑难病也好，急重症也好，在这个运气方的基础上加减，经常能取得意外的奇效。你看三合方中司天麦冬汤、静顺汤是今岁戊戌年的当令运气方，这两个方在今年龙砂弟子使用后都屡有奇效，《中国中药报》整版报道了这两个方的多个验案。今年遇到急重症的时候，用两个运气方相合作为载体，方中有生晒参（根据人参种类不同剂量有别）以及60克的附子，包含了救急的参附汤在内，急重症往往涉及心脏，参附这个组合就能起到很好的作用。所以不能光看到三合方主要是静顺、麦门冬汤，表面形式上是三方，里面有其他的组合，比如重用的人参和附子。其次，方开对了，量不够的话也起不到作用。这个例子比较多了，之前在山东省中医院会诊一个患者，同样的附子山萸汤，附子量一减就没效，一到30克马上就有效。不能说用了附子山萸汤没有效果，需要关注药量有没有用到位。再说一些细节问题，很多方中生姜的加减大家都不是很在意，我们以前有个比较典型的例子，西安一个孤独症的患儿，症状比较严重，第1次就诊在诊室里面就打人。他父亲和我们都看到孩子根本就不能安静下来。经过第1次治疗患儿就安静下来了，经过多次治疗现在患儿已经能上学了，甚至病情好转可以书写毛笔字给老师。但是有次他妈妈出差，他父亲在家里煎药没有放生姜，症状就反复了，他妈妈回来一看熬的药里面没有生姜，加上生姜煮药症状又控制了，这些情况是很难从单味药药理去解释的。生姜能起多少作用？有的时候就是小的细节问题。刚才翁老师讲的那个（崩漏患者用了胶艾汤）病例，阿胶用没用蒲黄炒就有区别，蒲黄炒制过就有效。同样胶艾汤还有个比较典型的例子，一个崩漏的患者用了胶艾汤出血量反而多了，电话打给我，我请他药中加炮姜，炮姜不能早用，同时我问她是否有血块出来，血块出来是治病过程的好现象，把瘀血排掉了炮姜止血效果就很好（后来服药后效果果如所料）。同时翁老师讲的崩漏病例诊疗过程中有小便出血的情况，小便出血不是坏事，是少阴出太阳，小便出血是太阳膀胱经的问题，胶艾汤只治少阴，出血是少阴不足，少阴的崩漏出太阳的尿血是向好的方面的转化，开阖枢里就是虚则少阴、实则太阳。李玲主任有个病例，

2012年一个患儿外伤后多脏器损伤，多次手术后出现了严重的腹胀，李玲主任就开2012年当年的运气方苓术汤，3剂药没吃完，两剂药就解决了腹胀的问题。李宏经常讲课的时候举的那个严重的银屑病，那一年是太阴湿土司天，用的备化汤，开始附子用10克的时候效果不明显，把附子量加到50～60克马上就有效了。这些例子都是当年的运气方，有的时候用了没效是一些细节问题、用量问题、配伍问题。现在这个时候是太阴客气加临了，到下半年太阴在泉了，所以我们在上个月很多时候看有太阴的方开到膏方里面，在这个时间段很多病的诊疗都会考虑太阴，但重点要防止太过之土克水，故以固水的附子为君。太阴病有几个方是常用的，比如己年的白术厚朴汤是针对太阴的，苓术汤也是针对太阴，还有备化汤也是针对太阴的，附子山萸汤也是针对太阴的。还有些情况我用敷和汤，因为敷和汤是调和土木关系的，以扶土为主。在杭州的时候有人问我这几个太阴方如何选用，我说备化汤是针对的太阴当令的时候，土克水，备化汤扶水来抗土，敷和汤是调和木土关系，备化汤是调和水土关系。所以你要针对不同的情况，患者涉及跟肾的关系的时候就用备化或附子山萸汤，涉及风的关系的时候就用敷和汤，如果（单纯）脾胃症状比较明显的时候，就用白术厚朴汤。

　　大家学习了五运六气以后能体会到治病理念的转变，不再是以前围绕"治病"的理念了。以前讲中医、西医都是治病的，中西医结合就是在"治病"上的结合，都以治"病"为目标，这个目标就没有看到中医治未病的优势和特色。上次我就讲有一些疗效反馈比较好的"治病"的经验方，但现在我带教时有意识不用，尽量通过五运六气的运气方来调天人关系，通过调天人关系让疾病自愈，这种临床疗效才能牢固建立"大健康"的理论基础。这（五运六气的理论和临床效果）才能展示我们倡导的"天人合一"以及"中医药是打开中华文明宝库的钥匙"的思想。现在我们中医界要努力改变这种以"病"为中心的治疗模式。中医还把自己定位成重大疾病时起协同作用的一方，我们要在急危重症西医解决不了时展示我们中医独特的疗效，这就不是协同作用了，要在与西医合作的同时提升自己的地位。有很多听上去似乎很有道理的提法都是受了西化的影响，所以中医对"病"的观念转变是很重要的。

陶国水按：量效关系。

虚邪贼风的含义、顾老师对于道德的理解[*]

今日询问顾老师"虚邪贼风"指的是不当位的六气致病，那当位而太过的六气致病该怎么称呼。顾老师说六气太过即为六淫，虽然当位，但因太过仍算是"邪"的范畴。

跟随顾老师进修的师姐告诉我，近期安徽电视台采访顾老师时，顾老师谈到了道德的问题。我又请教顾老师道德的含义，顾老师说道在前德在后，德是以道为标准的，我们中华文明是崇尚人与自然的动态和谐，即天人之"和"，所以我们提倡的德也是以"和"为主，西方人推崇的道和我们不同，所以各有各的德。

范先靖按：五运六气阐释了中华文化的道，并不局限在治病中；顾老师从此强调天人之"和"是龙砂流派治病的目标，也是中华民族的追求。

静顺汤附子中毒相关、白术厚朴汤使用细节[**]

近日我有一个附子中毒的病例。患者之前曾服用代煎的静顺汤，附

---

* 2018-12-16
** 2018-12-28

子60g没有反应；此次用备化汤，附子60g，患者先煎附子2小时，煎药两次后混一起一分为二，中午和晚上分服。中午的药服了没事，晚间服用了1小时以后出现口舌麻木、心前区绞痛。我就附子中毒的问题向顾老师咨询，顾老师讲使用附子后出现一些肢体麻木的症状或者是眩晕的症状代表附子的量差不多达到个体耐受的上限了，同时也可能是药物产生效果的伴随症状。对于附子，有很多药可以制约其毒性，常用的有甘草，还有姜、防风、熟地、山萸肉、远志、木瓜、乌梅等，出现了附子中毒，加用或加量使用这些药物，也可将附子减量使用。顾老师同时也讲大剂量的附子最好不要在晚上服用，影响阳气收藏。我的这个病例是中午和晚上服用的，可能两顿药的时间太接近了，造成药用过量。

晚间顾老师谈到白术厚朴汤，对于降压也有效果，是因为调了天人关系，从而身体自动地调节，而不是方药与病症的对应。请教顾老师苍术是否可以加入或代替白术，顾老师回答可以，古代苍、白术是不分的。白术厚朴汤中用的桂心包括我在内都以为是肉桂，顾老师说桂心要去皮，而肉桂主要用皮，故顾老师是使用桂枝。

六气六淫的理解*

今日晨间和顾老师散步，天气很冷，但收获很大。顾老师就一些基本概念做了详细的解释，恰也是我的薄弱环节。"六气就是风、寒、暑、湿、燥、火"，这句话不对，《内经》中虽然也有类似的话，但那是在特定的语境中提出来的，在谈到我们所见的物候气象时这句话是成立的，但是不能把表现出来的象直接等同于六气，六气是阴阳开阖枢动态的三阴三阳。顾

---

* 2018-12-29

老师举例，在北极圈几乎没有暑热之气，那六气中的少阳少阴就不存在了吗？顾老师提到六气是广泛存在的宇宙规律，不仅仅是物候气象，所以六气与脏腑相关，与经络相关，又不直接等同。规律是要我们总结出来的，六气是无法直接观测到的，而五行是对观察到的象的属性归纳，所以"顺天以察运，因变以求气"，"察"和"求"这两个字用得准确。今日听了觉得对于五和六的理解又清晰了很多。

今天又提到了一个六淫的问题，讲六气的太过与不及产生六淫，这种提法没有领会好《内经》的精神，《内经》更注重的是是否当位，是否当时，不能仅以数量的多少来衡量。

范先靖按：《素问·天元纪大论》讲到五运阴阳者，天地之道也，万物之纲纪，变化之父母，生杀之本始，神明之府也。

备化汤、五味子汤区别、附子山萸汤附子用量特点[*]

今日早餐时问了顾老师两个问题。一是备化汤和五味子汤都是扶水御土，它们的区别是什么？顾老师和我提了五味子汤的条文症状，五味子汤不用渗湿，不用风药，两者是不同的。我又问顾老师备化汤和静顺汤方药很多类似，是否脉象也相同？顾老师说抓运气病机不是只强调一点，不是像书上讲的都要一一对应。

我问顾老师小儿在使用运气方时一些温阳补肾的方或药怎么办，顾老师说要注意变通，像钱乙的六味地黄一样。

顾老师近期使用附子山萸汤，反复强调附子量少了就不是附子山萸汤了。关于附子用量，在有脉象与运气因子支持时，顾老师常用到30克或更

---

* 2018-12-30

大的量，我之前用附子山萸汤，附子用量都是6～10克的。回想顾老师讲制约附子毒性的药物时就列举了木瓜、山萸、乌梅等药，这些药物都是方中组成，附子量少了就不需要这么多药物制约附子毒性了。

范先靖按：五味子汤是六辛年水运不及岁运方，药用：五味子、熟地、山茱萸、鹿茸、杜仲、巴戟天、附子、炮姜、盐少许。备化汤是太阴湿土司天太阳寒水在泉司天方，药用：木瓜、茯神、覆盆子、熟地黄、附子、牛膝、甘草、炮姜。

开阖枢中阴阳转化问题*

今日早间和顾老师散步，顾老师提到了上次翁师姐分享的崩漏的病例（2018-12-15跟师笔记中有翁超明师姐用胶艾汤治疗1例崩漏的案例，治疗中有尿血），顾老师说这个病例可以说明少阴转出太阳，病是往好的一方面发展的，这个理论可以和我们平时用的月经周期的开阖枢理论作为互补，我们平时调月经，谈到的厥阴、少阳、阳明、太阴比较多。翁师姐问，为什么在太阴时段用了固冲汤反而重了？老师说本身已经出现尿血，就是少阴出太阳，这时再用太阴方就是逆其势，所以是加重。我问，之前用的胶艾四物汤看似没有效果，是否其实促使它转出了太阳？老师说胶艾四物汤大的方向是对的，少阴病用少阴方，确实是有作用的，但小的战术方面没有对准。顾老师讲到了升降出入的问题，现在教材讲升降多些，一般也是在脾胃方面，出入几乎没有。开阖枢上面的出，在阳的方面就是太阳，在阴的方面看来就是厥阴，一般子时病向丑时变化就可以算是顺证，是出阳了，我们龙砂弟子遇到的最多的就是丑时病用乌梅丸治了以后变为寅时病到了少阳。

---

* 2019-1-12

晚间沙龙讨论，有人问地黄是入少阴还是少阳。顾老师让跟随进修的初展代为回答：少阴少阳都是枢，是相通的，所以地黄是两个都入。老师补充举例，桂枝汤在太阳病和太阴病篇中都有，吴茱萸汤也是在厥阴病和阳明病中都有，阴、阳的开与阖都是相通的，这个问题顾老师之前就讲过，在此复习。

范先靖按：方、药和六气的关系并不是一一对应，就如同药物归经一样，某个药的归经往往是多个经。

陶国水按：开阖枢理论主要载述于《素问·阴阳离合论》与《灵枢·根结》，开阖枢之间不是孤立的，如太阳的开，与少阳转枢、阳明阖降都是相互关系的。阳明的阖与太阳的开有关，太阳开得正常，阳明才能很好地阖降，同时少阳转枢正常，阳明才能很好阖降。再有，阳明的阖又与厥阴的阖有关，这些在临床都有实际的疗效可参。另外，关于开阖枢之间的关系，与具有相同开阖枢气化状态的三阴具有旁通关系。《灵枢·本输》曰："肺合大肠，大肠者，传道之腑。"传统脏腑关系认为，肺与大肠相表里。明·李梴《医学入门·脏腑相通篇》引《五脏穿凿论》提出脏腑之间旁通亦称别通关系。脏腑别通实为处于相同气化开阖枢状态的六气，同气相求，形成所对应手足六经的脏腑相关。如太阴、太阳均为"开"，手太阴肺与足太阳膀胱通、足太阴脾与手太阳小肠通，同理厥阴、阳明都属于"阖"，也有同样关系。

顾老师基于运气交接时的实际情况判断交接后运气变化的思路[*]

今日李玲师姐来跟诊，在与顾老师交流时，顾老师提到己亥年初的气

---

[*] 2019-1-13

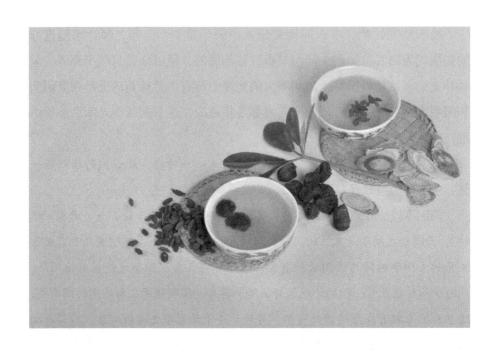

候需要观察大寒前后13天的气候情况，今年（龙砂流派根据《内经》经文认为岁的交接点为大寒，1月13日尚未过大寒，故仍认为在戊戌岁中）寒热交争，老师说需要观察近期寒胜还是火胜，寒胜的话太阳寒水不退位，明年的厥阴风木就不能迁正，明年二之气是太阳寒水，可能出现倒春寒，静顺汤还有使用的机会，郁伏的火气可能会到二之气之后发出来，但目前的流感情况会迅速缓解；如果火胜，明年初之气阳明燥金，火克金，阳明降而不下，可能出现较多的温病，到时柴葛解肌汤就有机会使用了。同时厥阴风木迁正后风从火化，春天可能出现较多的少阳病。

范先靖按：顾老师对于岁交接之后的运气情况判断不是靠推算，需要结合交接前后实际的气象物象病象来判断预测，这个预测思路是很好的范例，对于后面一段时间疾病或者疫病的预测有很大的帮助。

陶国水按：确实如此，学习和运用五运六气不可过分拘泥于推算，要灵活，不能过分讲究术数，某时某运某气，一定要参考所见之诸象，这是顾老师一直强调的。2017年6月16日由中华中医药学会主办，无锡市中医医院、无锡市龙砂医学流派研究所承办的"中华中医药学会五运六气研究（北京）峰会"在北京召开，大会主题就是"五运六气的科学内涵与临床价值"，与会专家达成共识，要避免机械化、神秘化、庸俗化。但是很多刚刚接触五运六气的同道，往往拘泥于推算。

戊戌年至己亥年实际的运气交接情况、备化汤加用天麻防风兼顾降压[*]

顾老师在诊病间隙再次谈到了目前运气交接的情况，顾老师说从目前看来戊戌年的太阳寒水是正常退位了，目前的气温不高也不算低，但太过的火运什么时候交接还需要继续观察。戊年太过的火运什么时候能退位，顾老师说不用到立春就能见分晓。

今日有一位脑动脉瘤的患者平时服用3种降压药物，顾老师在备化汤的基础上加天麻和防风，希望有较好的降压效果，并说这是有发表过文章的成功经验。

范先靖按：天麻、防风是太阴湿土司天岁运方备化汤二之气的加减法，给这位患者用是考虑了病象符合戊戌年终之气太阴湿土在泉的运气因子，同时参考了有关降压的文献。

陶国水按：天麻、防风可以看成对药，近期我对《三因司天方》对药进行了研究。《三因司天方》中每年根据六气客主加临加减的药物，部分属于典型对药。天麻、防风是备化汤"二之气"少阴加临少阴时的加减法，这两味药除了传统的熄风平肝潜阳作用外，遇到与"火"有关的高血压患者，可作为对药加用。

---

* 2019-1-25

药对又称对药，是医家在长期临床实践中，形成的药物固定配伍，也是最小的复方单位，药对的组成具有一定的规律性，一般指2味药物组合，其组成方式是两药相互依赖、相互制约。如相须配对、相使配对、相畏配对，还有相反配对等，或寒热相伍、或气血相合、或润燥同行、或升降相因，以增强疗效。药对对于揭示方剂配伍规律及其科学内涵具有引导价值和点面结合的意义。药对的应用并非绝对固定，而是灵活变通的。有学者提出今后的研究应从药对对人体所产生的效应出发，对中药药对进行中医基础理论研究和药理学研究，同时对季节、气候、时辰等一系列自然因素对药物作用的影响进行关联性研究，体现"三因制宜"的治疗原则。这也是一种思路。

敷和汤与其他运气方的合用*

今日门诊时，顾老师提到在今年己亥的运气背景下，敷和汤可以和静顺汤合用（调水木关系），可以和白术厚朴汤合用（调木土关系），也可以和司天麦门冬汤合用（调和金木关系）。顾老师之前曾提到敷和汤是扶土御木，这是从五行来理解；从开阖枢来看，敷和汤中用了较多右路的药，之前有些不理解，近期顾老师提到厥阴和阳明同降，太阴和太阳同升，从这方面来理解似乎能体会到些敷和汤的用义了。

范先靖按： 敷和汤是2019年己亥岁厥阴风木司天方，药用：半夏、枣仁、五味子、枳实、茯苓、诃子、陈皮、甘草、炮姜。方药中有半夏、茯苓、陈皮、枳实等药物从右路阳明降，厥阴病方中用右路的药说明厥阴与

---

* 2019-1-26

阳明同为降的关系。顾老师提出"二阳之病发心脾",应是"二阳之病发心肝"的字误,心指手厥阴,肝为足厥阴,二阳指阳明,《内经》的这个条文就是指出了阳明与厥阴的联系。白术厚朴汤是己亥岁土运不及司天方,药用:白术、厚朴、半夏、桂心、藿(木)香、青皮、干(炮)姜、甘草。

陶国水按: 关于司天方药的研究可以从多角度深入探讨。

附顾老师2020年病案1例

周某,女,1957年5月5日(阴历)出生,2020年1月5日首诊,脑鸣4年,不分昼夜,睡前较重,早起好转。寐一般,入睡困难,严重时彻夜不眠,易醒,凌晨1~3点醒后难以再入眠。背部怕冷,自觉咽喉异物感,大便偏软,每日晨4~5点排便,双肩疼痛,右侧较重,双腿时有痉挛,左腿明显,自觉僵硬,双膝以下疼痛,夜间口干,口淡无味,舌紫暗苔白有齿痕,脉细数,腰骶尾部疼痛,睡前出现右头部一过性尖锐声伴随头痛,时有头不自主摇动。

处方:制乌梅40g　制附片10g(先煎)　川桂枝10g　辽细辛6g　淡干姜6g　炒花椒3g　潞党参10g　炒当归6g　炒黄连8g(后下)　炒黄柏6g

1月19日二诊:药后寐易醒仍有,醒后再入寐困难好转,夜间1~3点时有双腿痉挛,头部畏寒,动则胸以上易汗怕风,背凉减轻,鼻中干痛,咽中异物感好转,可吐出白黄浓痰,脑鸣尚未好转,夜间明显,口干减轻,不欲饮,尾部疼痛好转,舌偏暗,苔薄,脉浮濡弦,左尺略沉。

处方:制乌梅60g　制附片10g(先煎)　川桂枝10g　辽细辛6g　淡干姜6g　炒花椒3g　潞党参10g　炒当归6g　炒黄连6g(后下)　炒黄柏5g

2020年7月24日三诊:前方服用3天因出现咯血未再服用,之后因疫情关系未来复诊,4月前有右下肢骨折史。脑鸣渐重,昼夜均明显,醒后略减,入睡困难,易醒,再入寐易烦躁,平素畏寒,头部易汗出,怕风好转,鼻中干痛仍明显,口不干,大便溏,凌晨5点半左右解大便,每日一行，小便尚可，舌暗、边有齿痕，苔薄，脉弦，尺脉沉。

处方：怀牛膝10g　宣木瓜20g　生白芍10g　厚杜仲10g　甘枸杞15g　油松节10g　菟丝子20g（包）　明天麻10g　整生熟枣仁各15g（先煎）法半夏10g　朱茯神15g　炮干姜6g　五味子10g　炒枳实10g　小青皮6g　炒诃子10g　炒甘草10g　大枣10g（掰）

针：阳明、厥阴

处方思路：该患者前两次就诊后因故未连续就诊，较为可惜，前两次就诊均有明显的厥阴欲解时，同时脑鸣头摇，从厥阴治没有问题；有寒热错杂的症状，选择乌梅丸也没有问题。两次方仅仅服用了7+3天，脑鸣未有改善，但其他症状有不同程度的好转，特别是丑时的易醒难以入睡。至于脑鸣症状未改善，我认为并不是乌梅丸不对症，而是需要后续更换其他的厥阴方。三诊时已间隔半年，欲解时已经不明显了，顾老师从患者鼻中干痛，难以入寐，脑鸣等症状结合患者出生及当下运气，考虑阳明厥阴合病（患者出生于丁酉年，木运不及阳明燥金司天，当下金运太过），虽然伤寒论中仅仅有三阳合病，没有阴阳合病，但是在临床中常常能遇到阴阳合病的情况，厥阴阳明同为阖，厥阴病予敷和汤，阳明病予庚岁三因司天方的牛膝木瓜汤，两方有协同作用，根据以往的使用经验可以合方使用。

白术厚朴汤及敷和汤逐渐成为当令运气方[*]

今日门诊，顾老师给多数患者用了白术厚朴汤及敷和汤，乌梅丸也用了几例，近期未再出现可用司天麦门冬汤及静顺汤的患者了，戊戌年算是完全

---

* 2019-2-15

过去了。有一位患者上次来诊予备化汤，服用后症状改善不明显，此次复诊时，顾老师改用白术厚朴汤合敷和汤，并再次提出了治病需要等待时机，未到合适的运气可能出现疗效不佳的情况，我们要心中有数，不要盲目地换方。

范先靖按：顾老师用方随当前运气改变，是因为运气转变影响了临床病象的群体性变化，临床病象的改变反映了当前运气病机的改变，进而方随机转，而不是推算上运气变了就变方。

乌梅丸中乌梅用量问题、对于运气方中舌脉的把握、顾老师对于己亥年感冒的一些建议*

今日门诊，顾老师又提到乌梅丸中乌梅的问题，现在的药材都是连核的，一般肉与核的比例是2：2.5～2.7，所以老师一般就是将乌梅的剂量按方子中的剂量翻倍。晚间大家讨论了乌梅丸中药物剂量变化的问题，顾老师在前些时候常常将乌梅丸中附子的剂量减为3g。

顾老师讲，根据欲解时运用乌梅丸已经被越来越多的医家掌握了，下一步我们要深入灵活把握乌梅丸中药物剂量的变化来应对不同的运气背景。

张晋师姐提出十六方中没有对于舌脉的描述。顾老师说舌脉的表述较模糊，不容易准确把握，要从运气病机上去体会舌脉，并举例了去年的司天麦门冬汤、静顺汤。今日门诊初展在描述脉象时用了"飘摇"这个词，顾老师举此例来说明敷和汤的脉象，但在平时运用时脉象不典型的也很多。正如之前顾老师曾说要综合把握运气病机。

顾老师针对今年规模较大的感冒提出上半年以神术散为主，九味羌活汤和柴葛解肌汤作为后备；下半年少阳相火可以用柴胡剂。顾老师举例他

---

* 2019-2-16

的小孙子感冒，用神术散治疗后又感寒咳嗽，予王好古神术散加白芷、黄芩、生地，一晚就咳嗽痊愈。

范先靖按：2018年年底至2019年感冒多见肢体酸楚、恶寒、苔腻、腹泻等症状，符合寒湿的辨证，与2018年年底太阴湿土在泉及2019年己年的运气特点相符，顾老师推荐使用神术散：苍术、防风、甘草、生姜、葱白。原方加减法：有汗去苍术、葱白，用白术。

陶国水按：还是要关注运气病机。《黄帝内经》运气篇也是层层推进的，到了《至真要大论》就开始从病机角度探讨了，对推演格局升华了。

运气方合用、《内经》"五味"治则的理解[*]

今日门诊，顾老师提出当年的运和气的运气方是可以合用的，就如前年的苁蓉牛膝汤和审平汤，去年的司天麦门冬汤和静顺汤，今年白术厚朴汤和敷和汤已经合用了多例。去年初顾老师对于司天麦门冬汤和静顺汤的合用还是比较谨慎的，有的让患者先服一方，几天后再加入另一方感觉疗效，我想是因为去年两张运气方（寒热属性）相反的缘故，而今年的两张运气方作用都是针对木土关系，故可以放心合用。

《六元正纪大论》讲今年厥阴风木司天少阳相火在泉应辛调上，咸调下，上次门诊有人提问，这个"辛""咸"在敷和汤中如何体现？今日中午我问了顾老师这个问题，顾老师指出辛指补金克木的意思。顾老师的回答让我对于此类条文的理解深了一步，不能拘泥于药物的五味，从广义的五行来理解更能讲得通。就顾老师的这个回答再理解敷和汤初之气加牛蒡子，

---

* 2019-2-17

也就是阳明燥金客气（己亥年初之气客气）时加重金的力量来制木。

范先靖按： 辛咸分别代表金水，厥阴风木司天以金制木调上，少阳相火在泉以水制火调下，《六元正纪大论》及《至真要大论》中以五味调和诸气均应如此来理解，不能狭义地认为是药物的五味归属。

附顾老师2019年医案2例（吕微提供）

李某，女，1971年2月8日出生，2019年3月14日就诊，服用前方（白术厚朴合敷和汤）后睡眠有改善，夜间早醒次数明显减少，盗汗减轻，夜尿已恢复正常，平时小便时小腹有胀痛感，现右手大拇指仍有拘挛感，疼痛时放射到整个右上肢，有麻木酸痛感。左下肢睡眠时仍有轻微麻木感，纳可，多食则上腹部痞胀，大便每日3~5次，偶溏，仍有口干、咽干，情绪波动时太阳穴胀痛，易汗，舌暗红有齿痕，苔白，脉滑数。

处方：炒于术15g　川厚朴10g　煨木香6g　小青皮6g　炒甘草6g　法半夏10g　肉桂3g（后下）　炮干姜6g　白茯苓15g　诃子肉6g　江枳实10g　北五味子10g　整生枣仁15g（先煎）　7剂

吕微按： 该患者1周后复诊，诉胃部已无痞胀感，夜间盗汗、白天多汗均有缓解，左下肢麻木感也减轻，该患者在当时较长时间内均以白术厚朴合敷和汤为基础方调理，诸多症状逐步减轻，反映了当年己亥的运气对这个患者的显著影响。

钱某，男，1958年8月29日出生，2019年4月20日就诊，患者于2018年10月确诊冠心病。近期症状平稳，未有胸闷胸痛，近10天来左拇指麻木，舌淡暗，苔薄白，脉左濡右弦。

处方：炒于术15g　川厚朴10g　煨木香6g　小青皮6g　炒甘草6g　法半夏10g　肉桂3g（后下）　炮干姜6g　白茯苓15g　诃子肉6g　江枳实10g　北五味子10g　整生枣仁15g（先煎）　陈皮10g　广藿香10g（后下）　炒山药15g　剖麦冬15g　7剂

薯蓣丸2瓶，40粒/次，每日两次，黄酒送服。

2019年7月14日复诊，患者4月20日就诊后一直按原方自行配药服用，服药后胸痛胸闷未有发作，偶有心慌，左手拇指有麻木感（患者诉可能因用手机较频繁），饮食可，睡眠好，二便调，有鼻炎病史，时有喷嚏流涕，平时吸烟史，舌暗红，苔薄腻，脉沉滑，两尺弱。

处方：炒于术15g　川厚朴9g　煨木香6g　小青皮5g　炒甘草6g　法半夏9g　肉桂3g（后下）　炮干姜6g　白茯苓12g　诃子肉6g　江枳实12g　北五味子9g　整生枣仁15g（先煎）　陈皮5g　广藿香10g（后下）　炒山栀6g　建泽泻15g

薯蓣丸2瓶，40粒/次，每日两次，黄酒送服。

2019年10月12日复诊，服用上方1月余，胸闷未发作，心慌症状已愈，现西药已停，左手麻木已消失，仍时有喷嚏流涕，饮酒后有磨牙症状，上半夜明显。舌苔淡黄，苔中有裂纹，左脉濡弦，右脉弱，胃纳可，睡眠可，二便调。

处方：陈东阿63g（酒炖）　鹿角胶54g（酒炖）　龟板胶55g（酒炖）　菟丝子120g（包煎）　车前子150g（包煎）　大熟地150g　砂仁泥30g（拌炒）　生晒参80g（另炖）　紫油桂30g（后下）　绵黄芪200g　炒黄连30g（后下）　炒赤芍100g　羌独活各70g　西防风80g　北柴胡70g　建泽泻80g　法半夏80g　云茯苓100g　炒甘草80g　淡干姜50g　大红枣100g　炒白术150g　川厚朴80g　广木香60g　青陈皮各50g　整生枣仁150g　江枳实100g　北五味子100g　诃子肉60g　剖麦冬150g　老冰糖400g　收膏

吕微按：这里摘取了这个钱姓患者2019年多次就诊记录中的3次，顾老师使用了白术厚朴合敷和汤对患者进行调理，从最后一次10月12日的就诊反馈来看，治疗效果满意，最后一次顾老师开立秋膏，秋膏中继续使用了白术厚朴合敷和汤，并联合了升阳益胃汤，2019年己年的秋季有燥湿相兼的运气因子，升阳益胃汤也是当时一线的运气方，对于稳定期的慢性疾病患者，使用当令的运气方调理蕴含了顾老师天人相应的运气思想。

升阳益胃汤应用一*

今日跟诊，顾老师用得比较多的是升阳益胃汤，所见的脉象也是左关沉为多。顾老师解释左关对应春气，左关沉代表春升之气不足。去年春季顾老师也有类似的解释，去年用的是补中益气汤，今年土运不及，所以区别于去年，用的是升阳益胃汤，兼顾今年的岁运。

本周我家人发热，主要表现低热、神疲、纳呆，我先后予枳实栀子豉汤、栀子豉汤、神术散加白芷升麻、枳实栀子豉汤加滑石芦根佩兰菖蒲等，但主要症状好转不明显，今日请顾老师高诊，顾老师看过后予升阳益胃汤。这个例子我有诸多的疑问，也反映出了我很多问题，后续深入总结。针对我先后的处方，顾老师的点评是：还是以对证的思路在处方。我反省确实如此，很多时候是以对证的思路开路，套上了运气就算运气思维了，这种伪运气思维后续需要进一步改正。明后天观察升阳益胃汤的疗效。

范先靖按： 2019年己亥岁初之气阳明燥金加临厥阴风木，岁运为土，间气为阳明燥金，临床多见脾胃症状，符合升阳益胃汤的运气特点，李东垣设立升阳益胃汤为"秋之脾胃病方"，制方秋季使用同样是太阴阳明同治。顾老师解构此方的运气因子，在秋季以外的时段运用升阳益胃汤扩大了升阳益胃汤的使用范围，这是顾老师运用五运六气理论指导应用各家流派的一个范例，前用神术散也是如此。

---

* 2019-3-1

先辨三阴三阳的运气思维、升阳益胃汤 应用二*

今日午饭时请教顾老师治病"先辨三阴三阳，之后选方"是依据什么，受以往辨证思维影响容易从症状上考虑。顾老师讲从病机上区分选方。我又问是否先辨六气，再按五行病机来选方？顾老师没有直接回答，而是引用"顺天以察运，因变以求气"，教导我五行是可以直接观察到的，而六气是要推导出来的，最后都要归纳到六气上。这句话顾老师之前就多次讲过，每次都有些新的体会，果然对于五运和六气的深层次含义是需要不断体会琢磨体悟的。我又请教顾老师辨六气时是否只能定在一个气上，顾老师说六气是个动态的过程，不能割裂对待。

初展问了升阳益胃汤的病机，顾老师讲湿中有燥。想到去年无锡会议时柳成刚师兄讲过秋季用升阳益胃汤，夏季用清暑益气汤，目前处于阳明燥金，恰合升阳益胃汤的病机。看来昨日总结的升阳益胃汤用于春季春气不升，兼有湿土的病机有不完善之处。

昨日我家人睡前服用了1/5剂升阳益胃汤后夜间睡眠明显安稳了很多，夜间一次大便，早间精神较前明显好转，可见升阳益胃汤对了病机。我询问我使用神术散是否有误，顾老师讲神术散不同于去年的《活人书》葳蕤汤，葳蕤汤方药固定，神术散有3个方子可以选择，一个是王好古的，其中无汗用苍术、有汗用白术；还有个是通俗伤寒论的；另一个是惠民和剂局方的。如果外寒内热明显用九味羌活汤，兼有少阳用黄芩、生地、白芷，有头痛用细辛、藁本，所以用神术散需要多因素考虑选择处方用药。

---

* 2019-3-2

范先靖按：顾老师常讲：临症先辨三阴三阳。三阴三阳的辨别并不仅仅依靠临床症状，需要更多地考虑疾病的运气背景，五运六气理论指导我们任何证候都需要放置到特定的运气背景中探讨才有意义，这点与传统脏腑辨证有明显的区别。《至真要大论》"审察病机，无失气宜"说明病机的确定无法脱离"气宜"的因素，"气宜"有教材词解为"六气分司所宜之时"，笼统地讲就是时间流转中的运气因子。

升阳益胃汤应用三*

前日我请顾老师诊治过我家人，开立了升阳益胃汤。昨日上午家人起床后精神有明显的好转，进食较前增加，但下午又有低热，精神萎顿，时常需要眯着眼睛浅睡。我的想法是我家人是双手斜飞脉，正常的寸口位脉象沉细并不能反映中气虚的情况，在这种脉象不可凭的情况下如何鉴别是中气不足还是湿温呢？顾老师说今年是土运年，我们尽量多用东垣的方，其次方子才吃1天，应该继续守方观察疗效。今日中午我家人精神尚可，饮食及夜间睡眠也还可以。这次家人生病的过程让我又学到了很多东西，就这两天的经历让我体会：①要会守方，在众多疑惑声中要有自信，沉着分析，如果没有充足的理由在结果出来前不要随便推翻前面的方案；②顾老师讲今年是土运年，尽量用东垣的方，这段话可以理解是天人合一思想在今年的体现，也是五运六气统各家学说的一个方面。我在回家途中和范先靖闲聊，今年正好把东垣的学术思想好好地学习一下，在湿温和中气不足的鉴别上顾老师可能没办法表达得很明白，我想需要我进一步学习后自己寻找答案。

---

* 2019-3-3

范先靖按：以个人的学习体会而言，升阳益胃汤以太阴论治为主，兼顾阳明，方药开阖枢左路升阳为主（太阴太阳同为开，方中用羌活独活防风柴胡等同开太阳太阴）；湿温病治疗大体以阳明太阴同治，湿重用芳化治太阴，治疗主要在开阖枢右路，不用左路升阳；当下处于初春，天地气机以升发为主，临证多见太阴不升的病象，顾老师使用升阳益胃汤并不是在孩子的脉证上寻找到了辨证要点，而是从当令的运气病机出发考虑，脉证并没有出现相反的指征。

顾老师讲解"土运不及"*

今日门诊，顾老师再次结合近期的天气谈到了太过、不及的问题，《内经》讲今年土运不及，风气大行，容易让人误解的就是风气大行，今年初的天气连绵阴雨，但又不是大雨，可以反映出土运不及的含义，不及则木可能克土，并不是必然木气大行克土。今年初之气即将结束，按某些以前的想法今年土不及，风大行，加上厥阴风木司天，初之气又是阳明燥金，那天气绝不应该是阴雨连绵的（而应该是"风干物燥"），这也让我对运与气候的影响加深了理解。去年火运太过，寒水司天，去年虽然有寒潮，但实际气温并没有几天在零下，过年期间在顾老师家吃饭时顾老师也提到了"流水不冰，蛰虫来见"，当时终之气是太阴加临太阳，却出现了少阴少阳在泉时相应的物候现象（戊年的火运太过产生了冬不藏精的现象），充分体现了五运六气"尽以数推，以象之谓也"的重要原则。

范先靖按：五运不及、太过需要与虚实多少的数量关系区别开，土运不论太过、不及均应在气象、物象、病象上显出了土象。《五运行大论》说：

---

* 2019-3-15

气有余，则制己所胜，而侮所不胜；其不及，则己所不胜侮而乘之，己所胜轻而侮之。土太过之岁出现土水不和之象，土不及之岁出现木土不和之象。

陶国水按：关于太过、不及问题，近期陈冰俊作了一些思考，我觉得可以作为一个参考，启发大家思考。结合《余注伤寒论翼》及《三因司天方》中水火运太过、不及的论述，认为人处气交之中，受运太过、不及影响，气化升降与脏腑功能相互作用，而有寒热表现，这本质是五运生克制化的结果，运太过，其固有属性明显；运不及，则固有属性不明显，反表现出其所不胜之运的特征，两者的差异，不是程度的不同，也不是量变到质变，而是五运生克制化后的表现差异。但运不及其本身性质仍然存在，治疗不应被表面现象所惑，应注重辨其属性，抑强扶弱。《素问·六元正纪大论》云："先立其年以明其气，金木水火土运行之数，寒暑燥湿风火临御之化，则天道可见，民气可调"，认为只有把握各年的五运气化类型，才能明确其对生理病理的影响，进而调理民气，故五运太过、不及，两者间的异同需详加探讨。

刘完素言："盖天一而地二，北辨而南交，入精神之运以行矣。拟之于象，则水火也；画之于卦，则坎离也……夫水火用法象也，坎离交言变也。万亿之书，故以水为命，以火为性。"运气之阴阳变化可以水火为象，正如《素问·阴阳应象大论》言："天地者，万物之上下也……水火者，阴阳之征兆也"。[1]

我们通过分析《余注伤寒论翼》及《三因司天方》，认为水火运太过，表现其运之固有属性，因亢盛而克制所胜之运；运不及则其固有属性不明显，反表现出其所不胜之运的属性，两者间寒热等表现不同，是由气机升降与脏腑功能相互作用而造成，实际受五运生克制化影响。应注意运不及其固有属性虽不明显，但仍隐伏其中，莫受外在表现所惑，治疗应注重运不及则扶助本运，运太过则抑其太过，扶其所克。

---

[1] 陈冰俊，陶国水，陆曙，等. 初探水火运太过与不及异同 [J]. 中华中医药杂志，2023，38（9）：4479-4482.

升阳益胃汤加减应用[*]

今日晚间讨论大家提到了升阳益胃汤，看得出大家对于这个方子都很有兴趣，我今早散步时问顾老师《内外伤辨惑论》原文提到茯苓、泽泻、半夏都是可以去掉的，那什么时候去呢？老师回答：今年土运年，我们考虑湿的因素还是把这3个药加上。对于这个方子，顾老师之前就提到从方名上理解它的作用，但是我还是没有完全领悟。

升阳益胃汤使用的运气背景^{**}

今日顾老师门诊再次谈到了升阳益胃汤，李东垣用这个方子是用于夏末进入秋燥时令，湿中有燥，我们现在用这个方子是因为阳明燥金初之气的客气加临，如果到了春分后二之气了还有燥的因素那就是客运的因素，目前我们尚不能确定客运是否存在，去年年底出现的少阳证比较多，提示木的客运可能存在，今年二之气以后是再次检验客运是否存在的机会。

范先靖按：龙砂流派目前认为六气中司天在泉、间气诊疗中均需要考虑，间气对于实际的影响客观存在，五运在诊疗中常考虑岁运即大运，五

* 2019-3-16
** 2019-3-17

步主客运加临一般考虑较少，从《黄帝内经》七篇大论来看，也是讨论六步主客气加临篇幅较多。

顾老师对于中医鉴别诊断的看法、运气方的时效性、运气的使用不要都强调生辰[*]

　　在江阴沙龙上，有学员提到中医的鉴别诊断时，顾老师发表看法：我们《黄帝内经》追求的天人合一的动态规律，不是那么复杂的，我们追求的是智者察同，而鉴别诊断是愚者察异，（察异）不是中医追求的主要方向。中医诊断主要不是从形态上区别，要从动态变化上去抓共同的规律，执简驭繁。要求把所有细节都弄得十分清楚，越细致越好，似乎有道理，但显然不切实际。

　　顾老师在江阴沙龙上的讲话：我们每年都看到当年的运气方在临床上发挥超出大家想象的疗效，可以说奇效。《中国中医药报》集中发表了一些运气方在不同地区、不同医生手里都能发挥神奇疗效的文章，说明运气方存在普适性。2017年的苁蓉牛膝汤、审平汤，2018年的麦门冬汤、静顺汤，今年的明星方是白术厚朴汤、敷和汤，其疗效不是都能用教科书的理论来解释的，比如敷和汤里有二陈，二陈可以治疗咳嗽，但是去年的司天麦门冬汤里的药没有二陈，就不能治疗咳嗽了吗？麦门冬汤治疗咳嗽也可以讲得天经地义，理由很充分，但今年为什么效果就不好了呢？敷和汤到明年也能天经地义吗？我们还是要摆脱教科书的思维模式，不要用那种思维来解释。我们按前两年的经验，组织进行关于白术厚朴汤和敷和汤经验的集中报道，在《中国中医药报》发表来带动全国学习五运六气的信心，

＊　2019-4-6

81

给大家一个启发，我们有好的经验不能就自己用，要承担起这种责任和义务，大家要尽早（发表推广），因为运气方有个时效性，比如去年的静顺汤、麦门冬汤到现在发表，大家跟着用就糟糕了，效果就不好了。刚才提到左金丸，前天有个患者就合用了左金丸，那个患者反酸严重，脉弦，可以考虑火气大，敷和汤不一定能压下。以前经验是加成药左金丸，以前的脉案里经常有左金丸入煎。前两年比较了下，左金丸入煎有时有效，有时无效，有几个无效的患者改用左金丸汤药效果就好，所以汤药效果超过成药。汤药比例也可以调整，前日我就是用的1∶1，还有左金丸中黄连和吴茱萸可以一起包煎后下，这是临床小的经验供大家参考。

我们还是一再强调，五运六气不要强调以出生日期来推算，要以看到的（病）象为准，大家整理病案时不要把效果全归结到出生时间上，尽管有的相关，也不要刻意提，要避免给大家我们在算命的感觉。（今晚沙龙上李主任的案例）本来把病象摆出来很好了，还要从出生时间来解释没有必要；乌梅丸的使用不需要都从出生上来推，不一定要解释为什么出现这个象，这样容易弄巧成拙，我们总结经验时要注意这一点。现在全国兴起了学习五运六气的热潮，现在我们要注意避免把五运六气引入片面的斜路上去，过分的机械化、神秘化或是用术数复杂化，都要避免，我们运用五运六气就是根据"象"而不是"数"，要"以象之谓也"。

三物黄芩汤无效转升阳益胃汤案*

顾某，女，阴历1959年1月13日出生，肺癌术后，之前老师予升阳益

---

* 2019-4-21

胃汤服用近1月，体重已增加10余斤。上次来诊有烘热汗出，白天动则易发，老师用了《金匮》三物黄芩汤合白术厚朴汤，患者服后有呕吐不适，遂停服。目前稍有咳嗽，晨起有头晕，胃纳差，口干，苔白，脉细弦。

处方：生晒参10g　炒白术15g　上绵芪20g　川黄连3g（后下）　法半夏15g　小青皮6g　云茯苓20g　西防风10g　羌活6g　独活6g　北柴胡6g　炒杭白芍10g　炒甘草6g　建泽泻10g　生姜片10g　大红枣10g

老师讲到用三物黄芩汤治烘热汗出有成功案例，但本例，患者有呕吐反应，说明不对目前的运气。该患者己亥年初之气阳明燥金出生，也是一个湿中加燥，之前使用升阳益胃有效，此次继续前方使用。

范先靖按： 从使用的效果来看，这个患者的烘热汗出属于李东垣所提"阴火"，用以寒治热的方法无效，提示我们要探究症象背后的病机，运气理论提示我们病机的探求需要考虑运气背景，相同或类似的症象在不同的运气背景下提示不同的病机，需要区别对待。

陶国水按： 我前几年也想到，每年推荐一些方，综合全国各地运用后的反馈，后来没有坚持。以后有可能还是有把这项工作做起来的意义，初步给大家一个指引。

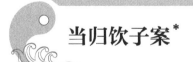

当归饮子案[*]

崔某，女，1969年9月11日出生。2年前出现面部瘙痒，皮肤发红，外用药症状稍好转。近期在中医院激光治疗，之后面部皮肤发红加重，面部肿胀，瘙痒，服用抗过敏药效果不佳。纳可，寐宁，二便调。有甲状腺

---

* 2019-5-10

结节病史。舌淡暗，苔薄腻，脉濡弦略数。末次月经2个月前，量少，自觉将绝经。

处方：西当归10g　京赤芍10g　大川芎10g　生地黄10g　白蒺藜15g
西防风12g　荆芥10g　制首乌15g　生绵芪15g　炙甘草10g　生于术15g

该患者考虑血虚风燥，故用当归饮子，因患者己年出生，今年又是己年，加用生白术兼顾运气。当归饮子可以用于太阴入少阴，从对应角度也可用于太阳入少阳。该患者在老师问诊时诉皮肤瘙痒睡前明显，时间点为太阴入少阴，该方还能用于早上9～10点发作的皮肤病。

陶国水按：对于不同角度去解读方剂，用方思路是关键。不论司天方、经方、时方，只要按照运气思路，就是运气方。这里涉及狭义运气方、广义运气方。血府逐瘀汤、升阳益胃汤、清暑益气汤等，皆可从五运六气角度使用，属于广义运气方。

顾老师结合实际讲五运胜复、太阳病之脉*

顾老师在江阴沙龙上的讲话谈到了去年（戊戌岁）五之气的问题：去年在北京班时讲有胜必有复，那时到了五之气气温降不下来，有学员问火气这么盛，为什么没有复气？夏天后半期高温，上海持续高温，一直热到10月。当时我们分析，五之气是少阴君火客气，复气不容易出现，但复气肯定会出现的，到了五之气结束时，寒水的复气来临了，当时我们预见这个寒水复气就是时间短、强度大，之后紧接着就是土气，连环复这个水气，当时出现的火、水、土完全可以根据运气规律预见到的。水气来复的

---

* 2019-5-11

时候符合寒甚火郁，用黄连茯苓汤的概率就高了。再后来就是土气来复，神术散就使用得多了。

顾老师：太阳寒水的问题，小赵曾经提过一个问题，伤寒论太阳病脉浮和我们分享太阳病的病机是左尺沉，这里面是什么关系？赵梓羽提出的问题，你自己现在怎么回答这个问题？

赵梓羽：我目前的体会是太阳病脉浮是狭义的太阳病，反映的是寒邪伤人后的脉象，我们讲的六气的太阳病是个广义的太阳病，反映的是阳气不升发的情况。

顾老师：我们分析病机，太阳寒水影响人体的病机，"今夫热病者，皆伤寒之类也"。"人之伤于寒也，则为病热"，少阴太阳有从标从本之分，伤寒论上讲太阳病脉浮是从标的病象，从本是寒水，太阳寒水的病机反映在左尺脉，寒水容易伤少阴肾，左尺脉的沉细，病机是太阳寒水。这是病机和病象的不同。

范先靖按：《黄帝内经》中对于六气致病有论述但没有方药诊治的指导，《伤寒论》中的六病脉证并治，是运用六气的范例，两者对于三阴三阳引起的证候论述有差异，这种差异是表面的象的差异，从病机层面来看，两本著作是相同的，《伤寒论》是传承了《内经》的"六"的思想，顾老师提出从病象和病机的角度来理解两者的差异，值得我们深入思考。

陶国水按：关于胜复问题，司天方在组方时常考虑到复气。

附顾老师2019—2020年医案1例

金某，女，1946年5月12日出生，2019年12月28日首诊，诉既往有慢性胃炎伴肠化生，进食后易胀，大便稀，长期不定时咳嗽，现痰少咽部不适，有冠心病病史，左上肢冷感，纳一般，寐差，不易入睡，凌晨1～2点醒，舌略暗红，苔黄腻，脉左沉细，右偏浮滑。

处方：炒白术15g　川厚朴6g　广藿香6g（后下）　小青皮6g　炒甘

草6g　法半夏6g　上肉桂3g（后下）　炮干姜10g　制附片30g（先煎2小时）　云茯苓15g　怀牛膝10g　宣木瓜20g　西防风10g　煨诃子肉10g

2020年8月15日复诊：诉上方服用后咳嗽未再发作，近日纳差，进食后易腹胀，有不消化感，大便质稀，寐差，不易入睡，晨起口苦，咽干，舌淡略暗红，苔黄腻，脉左沉细右滑。

处方：潞党参10g　炒白术10g　云茯苓10g　炙甘草6g　炒陈皮6g　法半夏10g　西防风10g　上绵芪20g　北柴胡10g　炒杭白芍10g　川黄连3g（后下）　建泽泻6g　西羌活6g　大独活6g　大枣10g（掰）　炮干姜5g

8月29日复诊：服药后胃纳好转，进食后腹胀明显减轻，大便成形，夜寐好转，口苦减轻，自觉胁肋部胀痛，小便正常，双下肢乏力，舌偏红，苔薄白根腻，左脉细弦，右脉弦滑。

处方：潞党参10g　炒白术10g　云茯苓10g　炙甘草6g　炒陈皮6g　法半夏10g　西防风10g　上绵芪20g　北柴胡10g　炒杭白芍10g　川黄连3g（后下）　建泽泻6g　西羌活6g　大独活6g　大枣10g（掰）　炮干姜6g　桂枝10g　北五味子10g　怀山药30g

针：厥阴、太阴

处方思路：患者2019年底首次就诊，当时以腹胀、咳嗽、寐差为主，顾老师从太阴太阳出发考虑，这是从苔腻、左脉沉的脉症，结合了当时己年的运气特点和患者出生的戊年的运气特点，从2020年复诊的反馈来看，效果较好。2020年8月来诊，主证是纳差、便溏伴有口苦、咽干、寐差，符合今年四之气太阴湿土及庚年金运太过的运气特点，故用了兼顾燥湿的升阳益胃汤，从本次复诊的反馈可知上述主证都有改善，针对此次患者表示的胁肋部不适、下肢乏力等不适，顾老师从2020年木受金克，生气不足的运气特点出发来考虑，用小补肝汤合了上次用的升阳益胃汤。升阳益胃汤中本就有羌独活、防风等开太阳的药物，加用了小补肝汤加强了升阳的作用。这个患者出生于丙戌年，结合去年底首诊的情况可能有太阳不开的体质因素，表现在当下时段夏末初秋就可以用升阳益胃汤，用在2020年庚年金气太过克木就可以考虑用补肝汤类，用在太阳时段就可以用静顺汤等，所以这种体质因素在不同的时段背景中可以表现为不同的方证，但是太阳不开的含义始终在其中，我觉得这也是《伤寒论》用六病来统众多方证的意思，所以顾老师经常强调临证先辨三阴三阳。

再谈月经周期与三阴三阳开阖枢*

今日早餐前，顾老师给大家再次系统地讲解了从开阖枢论治月经。刘完素认为，天癸未行从少阴论治，天癸已行从厥阴论治，天癸已绝从太阴论治，这是从整个生命周期来讲。《内经》讲女子二七天癸至，天癸指的是生殖能力，二七之前从少阴论治；七七天癸绝，之后从脾论治，傅青主把刘完素的三句话翻成少年治肾，中年治肝，老年治脾，源头都在开阖枢三阴三阳。从二七到七七皆可从厥阴论治。故叶天士讲"女子以肝为先天"，引申到月经周期来看，月经后至排卵前不具有受精能力，相当于天癸未至，属少阴；排卵后有了生育能力，"天癸至"归厥阴，厥阴"风从火化"，排卵后基础体温升高，厥阴与少阳相表里，进入少阳；卵胞失去受精能力后进入太阴，太阴与阳明相表里，共同完成行经。从开阖枢的图示看，少阴与少阳为枢，少阴从藏转为太阳厥阴的出和升，少阳从厥阴太阳的升转为阳明太阴的降和阖，这是上下左右对称的两个点，左边是厥阴排卵，体温升高了，右边的点是阳明降，月经至。此处可以与2018年初笔记互参。

---

* 2019-5-12

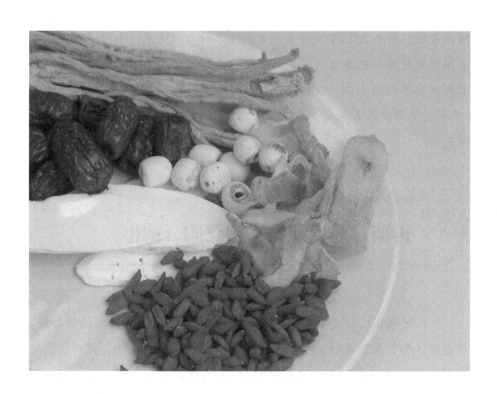

黄连茯苓汤使用的运气背景[*]

今日门诊，顾老师讲虽然已过了小满、进入了三之气，但是从近两天患者就诊的情况来看，寒水之气的影响仍存在，对于部分符合寒盛火郁病机的患者仍可以使用黄连茯苓汤。

老师再次就太阳病脉浮和左尺脉沉做了解释。

范先靖按：2019年己亥岁二之气为太阳寒水客气加临少阴君火，临床验证了间气对于人体确实有影响，不能仅关注司天在泉，（二之气）太阳寒水

* 2019-5-24

加临少阴君火，岁运为土不及，符合黄连茯苓汤寒胜火郁土复的运气病机。

陶国水按：黄连茯苓汤我用得比较多。也有点体会：舌苔比较重要，舌淡、薄黄苔。供大家参考。

黄连茯苓汤案*

胡某，女，1975年8月20日出生，口热，手心热，头晕，易惊吓反复多年，睡眠时好时差，梦多，醒后乏力，纳可，嗳气，时有反酸，流口水，大便日一行，时有黏液便，下雨天手指关节不适，腰痛，既往有甲状腺结节，十二指肠球部溃疡，末次月经5月11日，较以往提前3天，量可，有血块，腰腹痛，怕冷。舌体胖大，舌淡红，苔白，脉沉濡数。

处方：川黄连10g（后下） 云茯苓10g 法半夏6g 炒黄芩6g 小通草6g 炙远志10g（先煎） 盐车前子10g（包煎） 剖麦冬6g 炒甘草3g 大红枣6g（掰） 生姜片15g

该患者表现的征象可以归纳为火与土，同时有怕冷，舌胖脉沉，也有寒的病象，符合黄连茯苓汤寒胜火郁土复的病机，顾老师同时指出黄连茯苓汤的病机里面太阳寒水是病因，少阴君火是病机，从三阴三阳来分，黄连茯苓汤主治少阴病。这个病例中患者出生并不是丙年，目前也已不在太阳寒水客气中，但顾老师根据病象归纳病机，直接使用了黄连茯苓汤，展示了灵活使用运气思维的范例。

今日顾老师谈到连翘时指出，连翘古时一般用连翘壳，也就是老连翘，但目前药房中大多是青连翘，用剂量大了会对胃有影响。

范先靖按：黄连茯苓汤在当时（己亥岁二之气）有较多的龙砂弟子

---

* 2019-6-7

反馈有较好的疗效，也算是当时的一个当令的运气方，"病如不是当年气，看与何年运气同"。提示了运气方不是"板方"，实际的运气情况是复杂的，随时间不断变化的，需要我们灵活对待。

五运六气对于发展中医的重要性分析、归经与十二律*

顾老师在江阴沙龙上讲话：我们学习前期以临床疗效为主，有了疗效增强信心，第2轮就要向质量发展，我们在《中国中医药报》发表文章也是要以学术方面为主，以前发表个医案就是把过程描述一下，以后可能要求做些学术上分析，做理论上的引导。不要把学习五运六气看成仅仅是提高临床疗效的问题，国家早就把发展中医提高到战略高度，但是有些部门远远无法领会中医的思想，跟不上上层的脚步，习主席讲了中医药是打开中华文明宝库的钥匙，到现在中医界还是没有很好回答这个问题，都接不上习主席的思想。昨天在无锡和惠山中医院的院长谈话的时候提到原来并不了解五运六气，现在应把它放到一个重要的地位，充分发挥它的作用；现在强调五运六气是中医基本理论的基础和渊源。编辑教材时被问五运六气要占多少学时，我说提法要改下，五运六气不是占多少比重的问题，而是很多问题都要从五运六气来重新认识，重新来写教材，讨论我们的五运六气为什么能治好病的问题。万事万物都在不断的运动，运动是有个频率的，事物的区分以前讲形态上的不同，现在讲动态上的不同。黄帝文明发现的就是动态中的十二个律，十二个律就是十二个气，六律为万事根本，现在有些讲伤寒的经方家都不知道三阴三阳是什么，为什么三阴三阳能统百病，因为六律是统万事万物周期性频率的，十二律从音律角度来看是

---

* 2019-6-8

个共通的规律，只能是十二经、十二气，这是伶伦伟大的发现，西方人只知道听得到的音里有十二个音节，不知道听不到的音里面和十二个音节都会发生共振共鸣的，最后十二个音律可以统万事万物规律的。张仲景的三阴三阳也是统的共通的律，和自然频率合一就能健康。所谓天人合一不是形态上的合一，繁体的"藥"字为什么是草字头下面一个音乐的乐，就是发现植物之间也是和十二个律有共振关系的，植物是吸收自然之间的十二律和十二气的，所以药是带了十二律的植物，区分药性就是区分药的十二律，所以药的归经特别重要，这样才能理解归经的重要性和辨三阴三阳的重要性。所以我们的认识要慢慢深入进去，理清了基本的问题，对五运六气的信心就不一样了，就知道怎么来把握五运六气。

范先靖按：司马迁在《史记》中说"六律为万事根本"。六律就是六气，要理解这句话，需要对顾老师"五运六气与中华文明"的梳理深入学习，"六"的思想并不是中医学独有的，它是中华文明的源头文化，是沟通中华文化与中医学，以及《黄帝内经》与《伤寒论》的重要桥梁，也是学习顾老师五运六气学术思想的主要内容。目前对于中药的认识有四气、五味、归经、功效，其中四气五味归经分别对应了中华三皇文化的伏羲（四象）、神农（六气开阖枢）、黄帝（五行），这三者也是中医对于药物乃至万事万物独特的认识，五运六气的学习需要在"四""六""五"上多花工夫，而不仅仅是重点关注药物或方的功效。

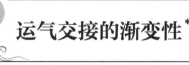

运气交接的渐变性*

顾老师在江阴沙龙上的讲话：运气的交接不像人（事）的更替，运气

* 2019-6-29

的交接是个渐进的过程，春天到夏天转换不是说到了哪一天的24点一下子就变了，而是慢慢变化的。我们经常举例子，儿童到青年的区别可以人为规定，比如16岁，青年有青年教育法，儿童有儿童教育法，那15岁的第12个月到16岁教育方法怎么变？儿童到青年是个过程，儿童的后期有青年的特点，青年的前期有儿童的特点，所以春天和夏天是渐进的相生，木生火，不要想着要计算得太精确，一定要计算春夏什么时候交接，如果不处在同一经纬度上，也是不可能有统一标准的，即使能计算准确也没有这个必要这么去计算，这些都是搞术数的误区，认死理，只要是相邻的两个气都是相生的，木的后期里面已经带有火了，算的时间如果提前了几天算到了火，也没有关系，火的前期并不旺，还是带有木的特点的。

备化汤案、运气因子的应用、运气方需要灵活应用[*]

董某，女，1967年2月出生，嗳气1月余，晨起明显，双手麻木，近1年来脱发较多，视力模糊，偶有干咳，纳可，寐可，大便调，畏寒，左脉弱，右脉稍弦，舌质衬紫，边有齿痕，舌苔白腻。既往有脑血栓病史。

处方：覆盆子15g　炮干姜3g　抱茯神15g　怀牛膝10g　宣木瓜15g　炒甘草6g　熟地黄30g　制附片6g　生于术50g　茜草根50g

处方思路："必先岁气"，2019己年岁运为土不足，发病时已是三之气厥阴风木当令，气象物候有木克土之象；嗳气，舌苔白腻，证属太阴；患者丁未年出生，本命运气太阴司天，多因素指向太阴，故考虑太阴病；采用针对太阴司天的备化汤。又患者左脉弱，视力模糊，脱发，属加大剂量白术和茜草可以治疗脱发斑秃。

---

[*] 2019-7-13

顾老师在江阴沙龙上讲话：有的运气因素不一定在症状上非常明显，根据当时的运气可以作为一个支撑因子，春天厥阴病不一定从症状上有厥阴风象，根据当时的运气是风木，也可以考虑进去。二之气太阳寒水客气时，可以没有明显的寒水的症状，只要没有相反的症状就行，今年的土运只要没有明显的燥象出来，就不一定非要找出湿土的象。

根据运气抓了病机以后，方药是可以灵活的，把方药记得太死并不好，比如只记经前用什么方，排卵期用什么方，经后什么方，比较死板。刚才邓立春主任有一个灵活性的创新，本来少阳阳明合病用大柴胡汤是小柴胡汤加承气汤，他改成敷和汤加承气汤。敷和汤和小柴胡都是针对厥阴少阳的，这是灵活运用大柴胡汤的思路，我们在有效时要追求更好。贺书记（湖北省汉川市人民医院）讲的今年年初流感发烧使用银翘散加承气，用了三剂药即好转。我们年初时用的神术散一般一剂半剂就解决问题了。银翘散在清代时效果比较好，前些年教科书把银翘散推向了神位，流感发烧都把银翘散放在第1位，后来《人民日报》发表文章讽刺这种死板的形式，说只会银翘散，所以我们完全可以摆脱银翘散。近年来银翘散用得越来越少了，它的应用范围比较局限，近年的运气决定了它不是首选方，我们要用疗效来说话，大多数医生还是首先考虑疗效的，尽管指南里面是这样，但是看到了我们的疗效，一些以前的冷方现在大家也首先考虑了，像薯蓣丸、乌梅丸，在推广运气前这两个方已较少使用。

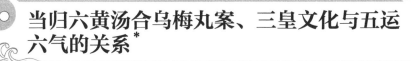

当归六黄汤合乌梅丸案、三皇文化与五运六气的关系*

黄某，男，1968年5月28日出生，耳鸣多年，入睡困难，后有盗汗，

---

* 2019-7-21

多梦，打呼，磨牙，晨起时有口干，纳可，大便每天2次，小便断续，舌淡红苔薄润，脉左沉细，右关滑，患者此次来诊欲求子。（该患者有丑时阴茎勃起方面的问题，因顾及患者隐私未在病例中记录）

处方：制附片6g　西当归10g　辽细辛4g　炒川连6g　炒川黄柏6g　炒花椒3g　干姜4g　潞党参10g　川桂枝6g　醋乌梅30g　熟地黄12g　生地黄12g　生绵黄芪20g

处方思路：入睡困难，且前半夜盗汗，后半夜丑时有阴茎勃起方面的问题，属太阴厥阴合病，处方当归六黄汤合乌梅丸，顾老师曾讲过两个方子可以合用，今天是第1次实际看到。当归六黄汤是教材治疗盗汗的推荐方，在实际使用中对于前半夜的盗汗效果比较好，而治疗后半夜盗汗效果不佳，这点和乌梅丸正好相反，当归六黄汤有引阳入阴的作用，考虑有类似开太阴降阳明的作用。

今日门诊预约患者较少，下午4点左右结束诊疗后老师就学员提问一一作了解答，旁听后收获较大。顾老师针对先天八卦和后天八卦再次做了详细的解释，先天八卦主要是古人对于空间的定位认识，天在上，地在下，太阳从东方升起，月亮自西向东，后天八卦是古人在地面上观察到了自然界动态的变化而作，后天八卦的变化过程就是开阖枢的动态过程，神农发现了开阖枢的规律，但是后世众多医家却都没有深入解读《内经》三阴三阳的内容，所以顾老师讲三皇文化中神农文化的丢失是最严重的。在谈到三阴三阳和脏腑的关系时，顾老师举了肾藏精和肝开窍于目的例子来说明，传统思维中某一脏腑主某一功能的含义不是一一对应的关系。人体的任一功能都是整体综合作用的结果，不能割裂成某一独立脏腑的作用；脏腑和三阴三阳的对应关系是天人合一的结果，其中三阴三阳是我们需要关注的重点而不是脏腑，三阴三阳能更好地反映天人一体的动态的周期性规律，这部分内容我今年以来的感悟颇多。三阴三阳开阖枢和天人合一的内容是学习五运六气和区分清楚传统辨证论治和五运六气的关键，今天再次把这部分内容复习深化了一遍。

2019年7月在无锡举办的五运六气师资班学习收获较大，顾老师的课每次听都能有更深的体会，特别是每次都能更深地感受到老师强调中华文明三皇文化的深意，三皇文化是五运六气的灵魂，不讲三皇文化就不能讲清楚五运六气的最原始的基础概念。我近半年来间断整理了些音律方面的知识，结合五运六气的思想与音律知识互参，对于上古时期中华文明形成和发展的过程也有了些新的认识和更浓厚的兴趣。陈远国老师对于《天元玉册》和《玄珠密语》的部分解读也让我收获很大，对于七篇大论和运气的认识有了些深的了解，也让我对陈老师自学的精神感到敬佩。曹书敏老师的时空软件让我对于天象有了直观的认识。

黄芪建中汤案、龙砂六气开阖针初现*

朱某，女，1970年9月20日出生。近3年来胸闷心慌，出汗多，甚则晕厥，数秒后自行苏醒，上午多发，傍晚也有，每年发作晕厥2～3次，今年来发作频繁；近2～3天头晕、耳鸣、嗜睡，动辄大汗，近2周还有腹痛，上午、中午多发，进食后减轻；每日大便2～3次，质稀溏，寐可；舌嫩红，苔薄白微腻；左脉弦，右脉沉细弦，有高血压、糖尿病病史。

处方：生绵黄芪30g　川桂枝15g　炒杭白芍30g　生姜15g　大红枣10g　饴糖100g（烊入）　炒麦芽20g

同时用龙砂开阖六气针法：太阴、太阳。

处方思路：患者表现病症的时间段在上午、中午和傍晚，腹痛进食后好转，所以从太阳太阴上考虑，用黄芪建中汤。

龙砂六气开阖针法是宝鸡的王凯军老师分享的针法，在头顶百会、肚脐或病变为中心按开阖枢的圆分六部进行针刺，中间可行引经针。吴贞在临床中试用疗效显著，近期在跟诊时进行了推广，这个经验比较好，运用了运气的思维，针药方向完全一致，非常易学，后续自己尝试使用。

我问了一个问题，上周师资班时，王文华也问过这个问题，我们的开阖枢图反映的是六气流转的圆，这个圆和后世五行流转的圆有什么联系和区别？顾老师的回答是五行的圆是后世之人建立的，《内经》上没有这个图，只是说土在中央，开阖枢图可更好地反映气机升降。

范先靖按：三阴三阳开阖枢图与五行生克制化的图分别代表了中华文化对于自然界不同角度的认识，前者太阴在西南方位，后者土在中央，并不矛盾，前者是"六"，后者是"五"，前者是气机升降出入的动态变化，后者是整体内部元素个体间关系。

顾植山按：古人认为，五行是源于六气的。六气化生万物，万物不可胜数，如何执简驭繁？《内经》讲"智者察同，愚者察异"，"同"是动态节律的同！五行是"五常之形气"，"五气更立"，是一种动态节律。《孟子》："不以六律，不能正五音。"萧吉《五行大义》："夫五行者……本于阴阳。"

敷和汤加柴胡、黄芩案*

赵某，男，2011年10月2日出生，肾病综合征，之前服用敷和汤。8月7日出现大便稀，腹胀，症状逐渐加重，查尿常规尿蛋白＋，加用白术、厚朴后大便好转，仍有胀气，尿蛋白＋。8月12日起尿蛋白2＋。8月18日

---

* 2019-8-24

起阴囊肿，眼皮肿，尿蛋白2＋进展至3＋。期间予白术、厚朴及敷和汤未缓解，刻下：双眼睑肿，腹胀，阴囊水肿好转，泼尼松每日5mg口服，大便正常，舌尖边红，苔厚腻，左脉弦滑小数，右脉滑小数。

处方：生整酸枣仁18g（先煎）　法半夏6g　云茯苓10g　小青皮3g
广陈皮3g　炒甘草10g　江枳实6g　北五味子10g　诃子肉5g　炮干姜3g
大枣10g　北柴胡10g　黄芩10g

处方思路：老师讲四之气，有患者反馈敷和汤加味后有数例患者有腹泻或有病情反复的情况，可能四之气的加味在今年土运不及年不是所有的人都适合使用。该患者之前用敷和汤原方治疗，尿蛋白控制较好，近期反复考虑与下半年少阳相火在泉有关，故敷和汤原方加治少阳的柴胡黄芩。

顾老师在江阴沙龙上讲话：六气针法的6个部位有一定范围，不是六个点，偏一点问题不大，但是主观认为是什么就是什么，是不对的。我们对六气针法还在研究和探索的过程中，大家在公开发表案例时我建议多摆现象，少讲因果关系，把部位和效果展示出来就行，不用解释得太完美。现在有些人为了解释会在五行上转一大圈来解释，这是不值得提倡的。

再谈三阴三阳、六气针法应用*

顾老师在江阴沙龙上讲话：厥阴阳明是治疗失眠的最常用的部位，不能入睡最主要是阳不入阴，是阳明的问题，后半夜容易醒睡不好是厥阴的问题，我们常用的乌梅丸也是从厥阴考虑。昨天有人针对睡眠不好针了少阳，睡眠反而更不好了，提前了3个小时苏醒。阳明、厥阴、少阴这3个

---

* 2019-9-14

部位是睡眠常用的部位，入睡慢还是首要考虑阳明病。

太阳太阴是对面方向的，太阴对应右手，太阳为左手，洛书上有二四为肩，右为二，左为四，我们可以用多种角度来定位，开阖枢，欲解时也可以，子午流注也可以。子午流注和开阖枢的正好相对，子午流注的太阳的位置正好是开阖枢太阴的位置，手太阳小肠开在未时，足太阳膀胱开在申，这个位置正好是我们开阖枢太阴的位置。所以用六气针法南北倒了也能有效，就是这个原因。记了开阖枢，子午流注都不用背了，而且像肝经开在丑时，也不需要在夜间去治疗，对应的时间也行，胆的问题也不需要夜间，中午治疗就行了。六气针法虽然简单，但是它对于我们把握三阴三阳的病机要求比较高，一般针了以后只好了一分两分的都是位置没有把握好，把握好了以后起码好一半以上。有人把握不好位置把6个部位都扎了，结果可能一点效果都没有。

现在六气针可以代替用药，傅迎老师就给这个患者扎了个引火汤，我们很多时候也可以用方来表达我们扎针的思路，扎个川连茯苓汤，扎个白术厚朴汤，大家都容易理解。

要跳出西医的思维模式，有形的疾病通过中医治疗也是能消除的。此前王凯军有个病例因为耳朵疼扎针，扎了2分钟耳朵后面的肿块消掉了，比手术都快，第2天来肿块没有再起来，感觉那个部位发凉。卓鹰给一个患者针灸，意外地发现针完乳腺肿块小了一半，过了几天肿块完全消失。我院朱红俊主任以前对于运气的一些东西都是持怀疑态度的，这次看到这些疗效也发出了惊叹。

六气针法不要求酸麻胀，不要用传统针法的要求对照六气针法。

陶国水按：顾老师最近从开阖枢角度把欲解时、子午流注等贯通起来了，有些我还有些不甚理解。看来跟师学习少了，怀念2014—2015年的时候我全程跟老师学习，从合肥、无锡、江阴一程不落，收获颇多。持续的跟师学习很重要，对病例可以跟踪观察，再思考、再提问、再消化，这样提高很快，我看很多脱产来进修的，很快就进入佳境。

屏蔽旧识学运气[*]

顾老师在江阴沙龙上讲话：李宏大姐学（五运六气）久，当时她学习的一条经验是把以前的东西屏蔽起来。朱丹溪跟罗知悌学习的时候，罗知悌让朱丹溪先把自己的东西放在一边，不是说原来的东西没有用，而是前后的理论容易矛盾。学习了运气以后退烧也不一定都要用石膏了，王静给自己小孩治疗用的小柴胡，未用石膏，1剂就退烧了。

范先靖按： 五运六气的体系与教材脏腑辨证的体系有较大的差异，很多概念这两个体系中都有，在学习中容易有混淆，我们的经验是暂时搁置教材的理论体系，等五运六气深入了，对于很多深层次的内容理解了，再来认识分辨两者间的种种差异，到了那个时候对于这些差异的认识反而能加深对于运气的理解。

止嗽散近年来应用乏效^{**}

今日顾老师谈到止嗽散时说，以前此方治疗一般干咳无痰效果好，但近几年效果不佳。

---

* 2019-9-23
** 2019-9-29

顾老师对于运气方加减的看法、临证多途径把握三阴三阳*

顾老师在江阴沙龙上讲话：针对龙砂弟子对于白术厚朴汤方加减的应用分享，我们需要就某些问题商榷下。方是一个整体，我们一般作为基础的单元使用，进行拆分不是不可以，但最好有典型的案例来支持说明，那么大家可以从中得到些启发。从上面的内容来看，现在你的思路还在教科书的方证对应和药证对应的层面。比如白术厚朴汤是一个整体，在今年的运气下可能出现风木的象，也可能不出现，但使用白术厚朴汤的时候风象并不是必须要有的，它本身包含治未病的内涵，先看到了土的不足，预先干预了木，这是运气方高明的所在。再一个问题，运气方和经方并不是独立的两个体系，五运六气的核心还是三阴三阳，张仲景的核心也是三阴三阳，经方也是归属于五运六气的。辨证也是找三阴三阳的一个途径，张仲景的伤寒论中有辨三阴三阳的症，再辨脉，还有欲解时，从多种途径来抓三阴三阳。现在五运六气是增加了角度和途径来辨三阴三阳，比如并不是一定要有寒象才能辨太阳病，太阳寒水司天就已经提示了一个依据。假如我们能从多角度都抓住三阴三阳某个气，那么我们选方就更有依据，我们需要回归中医的原创思维，《内经》的理论是建立在五运六气的基础上，五运六气是《内经》完整的诊疗模式。从疗效上我们经常和教科书的疗效比，往往有些急性病教科书的起效是7天，用3～5天能好就算是疗效很好了，但是用运气思维往往是1天或半天就可好转，我们需要的是这种神效，很多疗效的比较也要和运气的神效对比，比如白术厚朴汤去青皮疗效

---

* 2019-11-2

好，这个评价要拿出具体的病例，没有去青皮疗效不好，去青皮疗效就好了，没有一定数量的案例支撑，不能随便下结论。不用五运六气的思维辩论也能抓三阴三阳，但是得等证候出现了才能去抓，用了五运六气经常能在症状还不太明显时就能抓住先机。中医的治未病就是抓先机，抓住变化的规律，提前采取预防措施，辨证论治的思想就是要满园春色了、平均温度达到某个标准了，或者每平方米花开多少才算是春天，这种思想抓的是后机，我们运气思维是踏雪寻春，并不需要等待满园春色才知道春天的到来。大家可以继续讨论。分解组方的提法本身就是西化思维的还原论，东方文化更多强调综合而不是分解。

不要把三阴三阳思想和辨证论治割裂开来，张仲景的辨证最后是落实在三阴三阳上的，通过辨证来抓三阴三阳，前面我们已经分析了单纯从证候来抓三阴三阳路子比较窄，五运六气提供了更多的途径，通过六经欲解时，还有出生运气、发病运气、当下运气去把握，这样更容易落实到三阴三阳上。

范先靖按：运气的学习首先要建立天人一体的整体观，看病需要关注人在内的自然界的气象物象（目的在于帮助确定实际的运气），这样才能从整体（包括整体的变化趋势）上来把握疾病，才能逐步向顾老师的思路靠拢。

牛膝木瓜汤案、顾老师对于膏滋方中涉及少阳的建议*

柯某，女，1980年4月9日出生，因月经量少来诊，末次月经2019月

---

* 2019-11-15

10月19—23日，量少，月经第1天腰酸，稍有乳房胀痛，平时秋季易出现丘疹伴瘙痒，胃纳可，多梦，二便调，舌淡红，苔薄白，脉弦细，平时膝关节疼痛不适。

处方：川怀牛膝各12g　宣木瓜20g　炒杭白芍15g　厚杜仲10g　西枸杞10g　油松节15g　菟丝子15g　明天麻15g

处方思路：患者秋季易有皮肤病症状，目前又值秋燥时令，加之患者庚年出生金太过，三方面结合考虑阳明病，故用庚年运气方牛膝木瓜汤。顾老师谈到近期厚腻苔变少了，苔干的多了，庚年出生的患者多了，燥气明显，一是燥气是六步主气五之气的主气，同时今年厥阴风木司天的复气在秋燥当令时出现，二是来年的庚年燥金可以在今年年底提前出现。

我问顾老师今年少阳相火在泉，膏方中是否可以加入柴胡剂。顾老师讲解冬膏主要是考虑少阴转出太阳的精化气的升发过程，少阳与这个过程关系不大，如果有少阳的问题可以临时服用汤药。今年少阳相火在泉，来年初之气又是太阳寒水客气，我自己的想法是冬膏以温润为主（后来老师在开立膏方时也提到了温润），今年底有少阳问题临时服用少阳方，来年有寒象临时服用太阳方，汤膏结合同时又根据各自优势分而行之，不搞大杂烩。

陶国水按：化气奉生，如大补肺汤、大补肾汤。

开阖枢、欲解时与子午流注三者之间的关系*

今日上午，顾老师在审阅我的论文《叶天士早补肾晚补脾与开阖

---

* 2019-11-16

枢》时谈到了开阖枢、欲解时与子午流注三者之间的关系，晚补脾结合太阴不应落到太阴降的作用，顾老师指出太阴降中有升的作用也比较明显，应落到欲解时上，开阖枢太阴在西南位，顺时针运行到西北位对应时辰亥时太阴的作用显现，子午流注脾旺于巳，恰与亥时相对，胃对应阳明，欲解时在申酉戌，子午流注胃旺于辰，也几乎位于对位，子午流注中肾旺于酉，但是老师后面说在卯时服用补肾剂也是处于对位，这点还没有理解清楚。顾老师又讲了三阴三阳与辨证论治的关系，辨证论治也是抓三阴三阳的一种方法，能从欲解时或岁的运气来把握三阴三阳是辨证论治以外的途径，如果能多途径把握三阴三阳对于实际诊疗是有利的。

陶国水按： 从开阖枢解读子午流注是顾老师近些年来的新解读。我以前谈过。值得深入探讨。这样整个就串起来了。

服药时间的运气特色、临证多角度辨三阴三阳[*]

顾老师在江阴沙龙上讲话：今天上午我们讨论了关于叶天士早补肾晚补脾与开阖枢思想的联系。刚才看病的时候就有人问乌梅丸什么时候吃最好，这个服药时间的讲究也是五运六气的特色。赵梓羽发现叶天士治疗虚劳病时常常早补肾，晚补脾。刚才焦富英主任谈到了用固冲汤治疗便血，如果我们要讲究服药时间，那么这个固冲汤应该在傍晚服用，在太阴欲解时，我们需要在临床上进一步观察。在开阖枢上，太阴在广明之下，之后运行到亥时为太阴欲解时，肾少阴是从酉开始的，子午流注中肾对应酉，

---

[*] 2019-11-16

103

结束时为寅时，少阴欲解时为子至寅，所以补肾的药在早上服用也是欲解时的应用；乌梅丸是厥阴方，对于已经出现症状可以在欲解时服用，对于某些症状暂未出现的，预防性用药应该在欲解时之前服用，所以我们的乌梅丸常让患者睡前服用，一般在亥时，木气起于亥，在厥阴欲解时之前，也是治未病的思想。这个思想和大家分享下。后续要把这个服药时间推广到六经（不局限在太阴和少阴）。如太阳病一般要解表，上午九到十点服用效果最好。

我们临证通往病机的手段越多，那么临床上我们抓住病机就把握越大，有时从某一个方面一下子就抓到病机了，但也有时比如从辨证方面抓不到病机，可以从欲解时、出生时间等。但是不要刻意地去追求全面。有时从一个方面已经抓住病机了，其他方面只要有支持的点就不需要考虑很多其他方面，我们很多时候从欲解时已经抓到病机了，已经抓住了三阴三阳，之后患者的表述症状全在这个病机里面。抓病机很多时候可以单刀直入，不需要每一个患者都全面考虑整个的运气格局。就像用个人才，考察人才的途径有很多条，但有时从某一个事件或某次谈话我们已经抓住了关键点，就不需要全面查档案才去判断这个人是否是人才。

对于针百会损伤元气的提法目前是没有根据的。辨经络是一个角度，辨欲解时又是一个角度，辨当令运气又是一个角度，三阴三阳古人已经积累了很多经验，有些搞方证的人只允许讲方证对应，其他都不用，把自己局限在很窄的范围内，不会抓三阴三阳就不抓了，只讲方证，甚至还讲张仲景的六经辨证是多此一举，或六经就是八纲，这种观点都有问题。脉诊也是个把握病机的主要途径，讲方证对应的人很多也不讲脉。

范先靖按：顾老师再次强调了五运六气中的时间特色，发病或疾病变化的时间往往能让我们从欲解时的日周期或当年的岁运、岁气或间气上去抓住运气病机，究竟从哪个时间周期来把握病机需要锻炼我们临症分析问题的能力，一般而言，有明确欲解时规律的从日周期去把握。

小儿膏滋方案*

崔某，男，2011年2月8日出生，前因出汗多就诊，目前出汗仍多，躯干及头部明显，食欲差，头沉，矢气多，每周1次大便，便不干，记忆力差，乏力晨起困倦，舌淡红，苔薄白右剥，脉细数。

处方：

1. 开路方：生于术10g　怀山药15g　京玄参12g　生内金10g　炒牛蒡子6g　炙远志6g　青龙齿10g　左牡蛎15g　冬桑叶10g　炙龟版10g　北五味子6g　太子参10g

2. 膏方：鹿角胶60g（酒炖）　龟板胶78g（酒炖）　西洋参60g（另炖）大熟地200g（砂仁泥30g拌炒）　鹿茸30g（另炖）　盐杜仲150g　山萸肉150g　怀山药150g　润玄参120g　上于术150g　鸡内金100g　炒牛蒡子80g　太子参100g　炙远志60g　青龙齿150g　左牡蛎200g　冬桑叶100g　炒桂枝60g　炒杭芍80g　剖麦冬120g　北五味子80g

处方思路：该患儿汗多及脾胃运化差就诊，结合出生运气考虑太阴、少阴病，顾老师对于该类患者以张锡纯资生汤合孔圣枕中丹自制顾氏小儿资生汤；舌苔剥，结合症状及出生辛年考虑有水运不及的特点，合用了辛年的五味子汤，效法钱乙加减肾气丸创立六味地黄丸治疗小儿的经验，去五味子汤中附子、巴戟天辛热温肾的药；患儿多汗，明年初之气太阳寒水，膏方中合用桂枝汤开太阴太阳。

陶国水按：关于附子的使用，我想接着这个话题多说一点，因时据"运"

---

* 2019-11-29

用附子是关键。作为"药中四维"之一的附子，因其气雄善行，补火助阳，甚则能挽狂澜于即倒，故有"回阳救逆第一品"之美誉，历代医家均有对其情有独钟者；然而，用之不善，也会遭之毙命，故而又有很多医家惧怕他的副作用，唯恐避之不及。正如恽铁憔先生所言："附子为最有用亦最难用的药物。"

古今诸多医家善用附子者，首推仲师，《伤寒论》载方112首，其中含有附子的方子就有21首。清末蜀地出现了一个以擅用附子闻名、学术个性独特的学派，谓之"火神派"，代表医家为郑钦安，后人尊称其为"郑火神"。此后，也有很多川医因善用附子而得雅号，如，吴佩衡南下昆明，以善用附子治麻疹逆证，风靡一时，云南遂有"吴附子"之名；祝味菊由川入沪，因擅用"黄附"，屡起沉危，人称"祝附子"。现代老中医李可，更是依据大剂附子起沉疴，创立破格救心等名方，卓然成家，而引领潮流。顾植山老师，虽不是所谓"火神派"，但他对附子的运用也是自有心得，有时3~5g不嫌少，有时100g也不嫌多，自出机杼，章法自立，有胆有识，而且就本人跟随顾老师学习20余年，未见出现不良事件，关键是掌握病机。总体来说，既要根据病情，同时又要结合运气特点与患者的运气体质禀赋。下面举几个附子用量较大的例子，以作说明。

1. 花某，女，25岁，2013年5月4日首诊。

时发头晕、嗜睡十余年，原1年2发，今年加重，时1周2发，发作时头昏重，难醒，四肢无力，口苦，醒来恢复正常，便秘，大便3~7日一行，不干，四末欠温，舌淡苔滑，脉沉弦。拟扶阳之法。

处方：熟附片40g（先煎2小时） 川桂枝15g 淡干姜15g 炒当归15g 北细辛12g（先煎） 上绵芪20g 炙甘草15g 生于术30g 7剂，每日1剂，水煎分服。

2. 谈某，女，43岁，2013年5月4日复诊。

前方后大便转正常，背部仍觉冷，腋下偶有潮湿，腰酸仍有，头晕时作，月经将至，近增心烦乳胀，舌嫩红，苔薄白，左脉沉，右脉弦数偏细。予黄芪茯神汤化裁。

处方：上绵芪20g　茯苓神各10g　淡干姜10g　炙甘草10g　熟附片40g（先煎2小时）　台党参10g　川桂枝10g　炒枳壳15g　粉丹皮6g　制川军10g（后下）　绵茵陈15g　上于术20g　左牡蛎24g（先煎）　炒当归10g　明天麻10g（先煎）　14剂，每日1剂，水煎分服。

2013年5月19日复诊。服上方后，腰酸、头晕好转，背凉感减轻，腰部已不冷，腋下潮湿较前稍缓解，仍有异味，服药期间月经量较前增多（以前量较少），夜眠多梦，易惊醒，晨起神疲，舌嫩红，苔薄白，左脉沉，右脉弦数偏细。

处方：熟附片40g（先煎2小时）　制川军10g（后下）　绵茵陈30g　炒山栀10g　云茯苓30g　潞党参15g　上绵芪30g　建泽泻20g　炙甘草15g　粉猪苓40g　上于术20g　川桂枝15g　淡干姜15g　蜂蜜适量（自备），7剂，每日1剂，水煎分服。

3. 杨某，男，33岁，2013年5月5日复诊。

夜尿频多，每晚2～3次，大便细，上午偏多，小便时左侧小腹偶有不适，畏寒基本已缓解，时已立夏，酌减扶阳而增益气健脾。予司天方黄芪茯神汤、敷和汤化裁。

处方：上绵芪24g　抱茯神15g　炙远志10g　熟附片30g（先煎1小时）　炮干姜20g　炒二术12g　炙甘草10g　潞党参15g　诃子肉6g　炒苡仁24g
7剂，每日1剂，水煎分服。

4. 吴某，男，42岁，2013年5月5日复诊。

脑鸣仍在，余症均减，脉仍偏沉弱。寒水寒气之时，拟扶阳之法。

处方：熟附片40g（先煎2小时）　淡干姜15g　北细辛9g（先煎去沫）　紫油桂6g（后下）　炙甘草15g　怀山药30g　灵磁石30g（先煎）　川牛膝15g，7剂，每日1剂，水煎分服。

5. 戚某，男，20岁，2013年5月18日复诊。

易疲劳，腰酸较前减轻，四肢厥冷有减，耳鸣亦有减，早泄、射精不力，尿频，大便一日6～7次，每次量少，不成形，口干，舌淡红苔稍厚腻，脉象较前有力。予黄芪茯神汤化裁。

处方：熟附片60g（先煎2小时）　淡干姜24g　紫油桂6g（后下）　潞党参20g　怀山药30g　上绵芪30g　炙甘草15g　炒黄柏10g　煨木香10g，7剂，每日1剂，水煎分服。

6. 沙某，女，55岁，2013年5月18日首诊。

上腹部痞满胀痛，纳谷不振近3个月，胃镜检查提示：浅表性胃炎。食量少，无饥饿感，失眠，或夜寐易醒，畏寒体冷，舌暗红，右边有明显瘀斑，苔白厚腻，脉沉缓。

处方：熟附片60g（先煎2小时）　淡干姜20g　炙甘草15g　川桂枝20g　北细辛10g（先煎）　酸枣仁15g　川厚朴10g　炒枳实10g，7剂，每日1剂，水煎分服。

7. 许某，女，61岁，2013年5月18日首诊。

左侧胸背冷痛近2个月，近来加重，呈发作性，痛发1～2小时，无胸闷，劳累发作频，左腰部灼热，左腿热痛走窜，时有汗出，入院检查未有明确诊断，左下腹不适，按压后嗳气，矢气，舌淡暗有瘀斑，脉沉。

处方：熟附片40g（先煎2小时）　淡干姜20g　炙甘草15g　川桂枝20g　炒枳实20g　潞党参15g　炙远志10g　川牛膝15g，7剂，每日1剂，水煎分服。

8. 张某，男，43岁，2013年5月18日首诊。

两胁疼痛不适2周，呈发作性，入夜侧卧时明显，胸闷乏力，口干，饮不解渴，易怒，眠差，头脑不清，目眩，纳差，大便一日2次，先干后软，舌淡胖齿痕，苔白，脉沉迟。

处方：熟附片（先煎2小时）30g　淡干姜15g　上于术15g　炙甘草12g　北柴胡15g　炒杭芍30g　炒枳壳20g　石菖蒲10g　炙远志10g，7剂，每日1剂，水煎分服。

9. 张某，女，26岁，2013年5月18日首诊。

月经量少5～6年，自述始于外感咽痛，服中药40余剂后，月经渐少，淋漓不尽，且自觉骨盆渐缩，长期服中药经量未有明显增加，血压偏低，头瞀重，记忆力减退，纳眠亦觉渐不如前，大便稀，日1次，尿稍频，手足心热，舌淡暗红，苔淡黄厚腻，脉沉细。

处方：熟附片40g（先煎2小时）　淡干姜20g　潞党参15g　上绵芪30g　炙远志10g　净萸肉20g　淮山药30g　川桂枝30g　炙甘草20g　炒川连6g（后下），7剂，每日1剂，水煎分服。

10. 赵某，女，39岁，2013年5月18日首诊。

黄褐斑加重数月，月经周期正常，经期6～7天，量色均可，大便不调，溏结不一，眠浅易醒，难再入睡，心烦，乏力，四末欠温，舌淡暗红，苔薄润，脉沉细弦。

处方：熟附片40g（先煎2小时）　川桂枝20g　淡干姜20g　炙甘草15g　炒枣仁15g　北细辛10g（先煎）　炒白术20g，14剂，每日1剂，水煎分服。

11. 毛某，男，70岁，2013年5月19日复诊。

服5月4日方，诸证向好，鼻痒有清涕，既往长期低血压，白细胞低，夜尿频，每夜4～5次，舌暗红，苔薄少，脉弦细。

处方：熟附片50g（先煎2小时）　潞党参15g　淡干姜20g　川桂枝20g　净麻黄15g（先煎去沫）　上绵芪24g　北五味10g　炙甘草15g　炒杭芍20g　大红枣15g（掰）　7剂，每日1剂，水煎分服。

几点讨论如下：

1. 吾在整理顾老师医案时发现，2013年4—5月顾老师运用附子量明显增大，尤其是在山东临沂举办继续教育培训班期间所诊患者。通过运气理论分析后，对此现象豁然而解。

首先，2013年癸巳年，为岁火不及之年，厥阴风木司天，少阳相火在泉。根据《素问·气交变大论》谓"岁火不及，寒乃大行"；其次，当时山东出现严重的倒春寒，据中国新闻网中新社济南4月20日电："山东遭遇严重'倒春寒'，谷雨时节迎来降雪和霜冻。"报道指出"山东大部分地

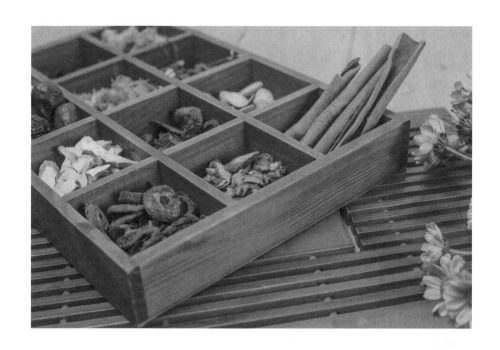

区迎来了降雪霜冻天气，气象部门预测，本次降水将持续到20日，内陆地区20日、21日早晨的最低气温都接近0℃，部分地区有霜冻"。再次印证，顾植山老师因时据"运"用附子的学术特色。

2. 关于附子的功效，《神农本草经》载其"味辛，温，有大毒。主风寒咳逆，邪气，温中，金疮，破癥坚积聚，血瘕，寒湿，踒躄，拘挛，膝痛不能行步"。李东垣《用药法象》谓附子"性走而不守，亦能除肾中寒甚。白术为佐，名术附汤，除寒湿之圣药也。湿药中少加之，通行诸经引用药也。治经闭，慢火炮"。

由此可以看出，附子不仅仅是扶阳的，它还有活血破癥等功效。不可将其认为扶阳的专药。我的太老师新安王氏医学第五代代表性传人王乐匋教授，治外感热病就善于运用附子，经验很独到。

3.《神农本草经》将其列为下品，"下药一百二十五种，为佐使，主治病以应地。多毒，不可久服。"证明古人认为它还是有一定毒性的。

但是我曾经读何绍奇先生"漫谈附子"一文觉得蛮有意思的，何先生在文章中记载："我作医生后，曾数至大乘寺附近的附子厂考察，亲见了附子加工的全过程。江油为附子之乡，至今街上还设店卖附子，每包1kg，色如冰糖，谓是上品，用以馈赠亲友。我小时候身体弱，尿床，每到冬至，几乎家家户户都用附子炖狗肉，这时，父亲就带我去他朋友家喝狗肉附子汤。在我印象里，附子和马铃薯的味道差不多，久煮之后，嚼着面面的，大概1碗4~5片，1两左右。"我曾经向四川同道求证过，川蜀部分地区确实有此俗。这也从另一个角度证实，附子的运用"有毒""无毒"与患者所处地域、体质等因素很有关联。

4. 关于附子的运用，无论3~5g，还是100g甚至更大剂量，首先是要用得适宜，不然很容易出现中毒；其次，煎煮时间也很重要，吾观顾老师用附子，都是嘱咐患者要先煎，起步先煎1小时，根据剂量增加时间；还有一个简单的方法就是，煎后尝一下，麻不麻嘴，麻的话还要继续煎，一直煎到不麻嘴为度。

五运六气理论中的"伏邪"、六气针法降压、小柴胡汤加减应用、少阳少阴同为枢的实际应用*

今日在门诊结束的路上请教顾老师，我们五运六气理论是怎么看待伏邪的（抛开三年化疫的特殊运气格局）。顾老师回答伏气有大有小，大的就是瘟疫，小的当时感邪未发就是伏气，但从六气来看，只有寒伏少阴和燥伏太阴两种，前者在伤寒中有论述，伏燥在非典中也有论述，火一般不讲伏，而讲郁；风邪易动善变，其性质不易潜伏；湿也不讲伏，而易"滞"。

---

* 2019-12-15

顾老师在江阴沙龙上讲话：以前认为六气针法半小时能降血压，现在发现针下去能马上降血压。近期我的一个亲戚来，扎完针收缩压立马就从160mmHg降到140mmHg以下。前天门诊又试了一位患者，收缩压5分钟降了10mmHg，再过5分钟又降了10mmHg，从160mmHg降到了140mmHg，半小时以后就稳定在130/70mmHg。

我们每年对于运气的分析都要根据当年年初大寒节气前后实际气候物候的情况，现在没有到大寒，对于明年的情况暂时还不好作分析，现在少阳相火当令，少阳的方肯定是现在的一线方，但是用小柴胡的时候要注意小柴胡的加减变化，发烧的情况用小柴胡时柴胡量要大，煎药方法要按照张仲景的去渣再煎，这样效果才会好，按现在的标准剂量柴胡用9g是不会有满意效果的，今年下半年出现的发热都是以柴胡剂为主。有个孤独症的患儿发烧40℃，我用了大柴胡汤，其中柴胡50g，用了烧就退了，几个患儿都是用了柴胡50～60g解决的发热问题。咳嗽的患者也可以用小柴胡，用的时候要根据加减法去人参、大枣、生姜，加干姜二钱，五味子要用半升，一般成人用量在30～50g，王静主任给自己的小孩用的这个方效果很好。上海龙华医院感染科的张大夫的母亲正值H7N9流行时咳嗽发热，当时电话咨询我，我让先用小柴胡，1剂就退烧了，但是咳嗽很厉害，我接着让用小柴胡的加减法治疗咳嗽，果然也是1剂咳嗽就好了。群里看到有龙砂弟子用升明汤治疗咳嗽，用升明汤要加五味子，还是从少阳考虑，抓住少阳病机方可以不拘一格，也有用敷和汤的，实则少阳，虚则厥阴，两者相表里，对于小孩子来说，用敷和汤是比较温和的。还有需要注意的是不要只想着少阳一个方向。吴贞医生上周感冒了，先用了少阳方，还用了九味羌活汤，都没有效果，我一把脉，脉非常沉细，这就需要结合辨证了。刚才范先靖讲得没错，辨证也是很重要的，这种沉细脉结合手足冰凉，就是少阴病，我给扎了少阴透太阳，马上就感觉舒服了。所以病情因人制宜，目前寒热交争，火气很大，会产生寒的复气，如果脉象提示寒象，附子类方也是有用武之地的，不能说现在是少阳相火就不敢用附子。

有医者在讲课时讲今年这个时段用附子要谨慎，我现在在家里每天60g附子，有人跟诊时也和我一起喝附子也觉得很舒服，跟我进修的李医生的脉也很沉细，手足凉，所以喝了附子也很舒服。所以大家不要只想着少阳，少阴少阳是相通的，这个治疗的思路要放得开些，我还没有整理近期的流感治疗思路。近期还有燥气也是需要关注的，不仅仅是寒热，全国近期大面积干旱，刚才有人提到用苁蓉牛膝汤，现在的流感也可以考虑葳蕤汤，这个方是治疗伏燥伤肺的。柴胡剂治疗低热时可以用柴胡桂枝汤（少阳太阳），高热用小柴胡汤，兼有腹泻的用柴胡桂枝干姜汤（少阳太阴），少阳阳明用大柴胡汤，少阳少阴就从少阴治比如麻黄附子细辛汤。今年的运气不像去年那么单一，比较复杂，明年少阴君火和庚年的燥气又要来了。对于膏方中附子和半夏同用的问题，用附子山萸汤没有问题，如果不用附子山萸汤最好不要同用，就怕一旦出现了不良反应没有办法提出依据。

己岁末燥金象开始显现[*]

本次门诊中顾老师指出，虽然目前距离己亥岁的大寒还有二十多天，但是临床上燥象的表现已经开始逐渐增多了，这是庚年金运太过之象。《金匮要略》云"有至而未至，有至而不至，有至而不去，有至而太过"，说明有时按照推演规律算出的运气与实际运气情况是有差异的，故顾老师强调临床判断运气特点时应遵循"不以数推，以象之谓也"的原则，即不应机械地以大寒节气作为两岁运气交接的节点，以自然界各种象为依据，临床则可参照症象和治象，从现在看来，已经可以提前使用明年的运气方了。

---

* 2020-1-3

113

范先靖按：在3年跟师中，2018年1月大寒节气前、2018年12月左右到2019年1月大寒节气前、2019年12月左右到2020年1月大寒节气前均观察顾老师有提前运用来年岁运方的案例。

陶国水按：这个问题顾老师已经多次强调，不可拘泥，尤其在临床实践中更应如此。实际上《内经》中有关起运交接有大寒、立春节气诸说法，他们是从不同角度论述的，涉及位变、气变、象变的问题。

己岁末使用牛膝木瓜汤的理由*

本次门诊顾老师在使用牛膝木瓜汤时谈到，于此时（己亥年终之气）大量使用六庚年的牛膝木瓜汤，一是因为庚年为金运太过之年，其燥气太过可能提前出现影响物候和病候，二是因为目前（己亥年）的终之气少阳相火和明年（庚子年）初之气的太阳寒水之间（从客气一阳二阳三阳的顺序而言）存在隐匿了的阳明燥金，所以目前虽然从运气常位推算上来说并没有阳明燥金的运气，但是很多病象仍可以参考阳明燥金。

范先靖按：客气六气的接替转承规律是按照太阴—少阳—阳明—太阳—厥阴—少阴的顺序次第进行的。前一年客气的终之气和后一年客气的初之气在六气流转方面都会在上述顺序基础上间隔一气。如2019己亥岁终之气为少阳相火，按照客气六气次第变化规律，少阳相火之后应为阳明燥金，然而2020年庚子岁初之气为太阳寒水，其中的阳明燥金之气虽被间隔而隐去，但实际上隐去的阳明燥金还是会有所体现的。顾老师指出在每一年年底运气交接时需要在临证时把隐去的这步气考虑进去。

---

* 2020-1-5

陶国水按：五运六气是一门深邃的学说，还有很多问题值得我们去研索，这个问题确实是一个值得探讨的问题。

膏滋方案*

刘某，女，1978年7月20日出生。哮喘病史30余年，加重5～6年。已在本处服用膏方3年，诉哮喘发作频率减少，发作时程度减轻。平时怕冷，手足心热。容易感冒，劳累后咽痛，月经量少，二便调，容易惊醒。近日感冒，稍有咳嗽，干咳多，常腰部不适，得温则缓，有子宫肌瘤病史，舌红苔薄黄，脉浮弦数。

开路方：剖麦冬30g　炙紫菀15g　西洋参10g　桑白皮15g　法半夏10g　淡竹叶10g　香白芷10g　钟乳石10g　生姜10g　大枣10g　炒甘草10g

膏方：陈东阿63g（酒炖）　鹿角胶72g（酒炖）　龟板胶55g（酒炖大）熟地150g（砂仁50g拌炒）　菟丝子120g　车前子120g（包煎）　西洋参60g（另炖）　上肉桂30g（后下）　剖麦冬200g　炙紫菀150g　炙桑白皮150g　法半夏80g　淡竹叶80g　香白芷80g　大红枣100g　炒甘草100g　山茱萸150g　怀山药150g　云茯苓100g　建泽泻80g　钟乳石60g　柏子仁100g　北五味子100g　覆盆子100g　蛇床子100g　川续断150g　石斛100g　巴戟150g　天门冬150g　石菖蒲60g　盐杜仲150g　淡苁蓉120g　西当归100g　饴糖500g（收膏）

处方思路：该患者舌红苔薄黄，脉浮弦数有火象，结合戊午年出生

---

* 2020-1-17

（戊为火运太过，午亦为火），咳嗽哮喘从戊年的运气上入手考虑火热病机，"岁火太过，炎暑流行，肺金受邪"，故膏方及开路方都考虑司天麦门冬汤。怕冷的少许寒象考虑火盛寒复，膏方另用了小丹二十二味，没有用左归或右归作为细料是考虑结合明年燥热的运气病机特点（庚年金运太过、少阴君火司天）和患者体质（戊午年三之气生），故既不用辛热燥烈又要考虑开太阳体现膏方奉生的特点。

司天麦门冬汤治疗火运太过，肺金受邪，其中又有预防水复的含义，从五运来看寒热关系就是火盛水复，与丙、辛、癸年的寒热关系都有不同，不同的岁运指向了不同的病机，这方面的内容是教材理论的盲区。传统辨证思维用八纲辨证习惯孤立地讨论某一病性，对于复杂病性如寒热夹杂等难以解释清楚，而现实情况很多都是复杂病情，从寒热虚实这种病性为纲入手对病证进行辨证是西化的思维，从中医理论体系来看寒热虚实都是气化过程中某时间点的状态，这种状态是会随着时间变化的，从动态和时序上来把握变化的态势才是中医的原创思维和特色，而五运六气思维就是这种思维的代表。

顾老师今日再次提到，结合干支运气的时候要避免陷入算命的模式，比如这个患者并不是因为戊年出生使用的麦门冬汤，而是有了火热之病象再结合戊年出生才考虑戊年运气方。临床上戊年出生完全没有火热病象的也很多，如果因为戊年出生就不加辨证地使用麦门冬汤肯定不会有好的疗效，这也是《内经》"以象之谓也"的精神。顾老师提到有运气专家在宣传根据出生年份尾数来判断体质，这样简单化的理论带有"数推"性质，在学习运气时需要小心规避，以防落入歧途。

陶国水按：关于龙砂膏方，有其特定内涵，在操作层面又有其特定的组方思路、组方原则，这些都有相关文章论述、大家可以去参考。这里就几个运气因子在临床运用提出来，即出生时运气、发病时运气、就诊时运气，出生时运气属于体质禀赋，发病时运气与病机关系大，就诊时运气可以借天之力。在具体运用中，应根据所收集病（症）象去考量他们的权重，有所参照。

升阳益胃汤案*

耿某，女，1959年4月初四出生（己亥年二之气），乏力气短，言语后明显，长叹气则缓，昼重，伴有鼻塞，多处以中药治疗后效果不佳，夜间睡眠差，经常难以入眠，夜尿频，服用金匮肾气丸后好转，半年前头晕发作，伴有呕吐，头颅MRI示左侧脑室轻度缺血，颈椎间盘突出，针药治疗后好转，目前仍有下午头胀不适，伴有胃脘胀满，服中药后好转，但易反复。纳可，大便一日数次，行走时时有便出，小便可，舌暗红苔白腻，中有裂纹，脉濡。

处方：党参10g　茯苓10g　白术15g　炙甘草10g　生黄芪20g　姜半夏10g　陈皮6g　泽泻6g　防风10g　羌活6g　独活6g　北柴胡5g　炒白芍10g　黄连3g　生姜12g　大枣10g

处方思路：该患者乏力气短、行走时易大便出，为气虚失固之象；苔腻、脉濡、脘痞属于明显的湿象；难以入眠（阳不入阴）、下午头胀（阳明病欲解时），舌有裂纹（干燥象）是阳明燥金象，湿与燥兼伴有阳气不升，非常适合使用升阳益胃汤。

顾老师指出目前已至己亥年底，快要交接庚子年，患者快错过治疗的最佳时机，即借己年土运之力的时间快要过去。正如顾老师在门诊时谈到的从运气理论角度看"走运""背运"的问题，实际上说明了在对应的岁运背景下，借助天地运气治疗更易取得疗效，过了这个时间段情况会变得复杂，用药效果要差些，这时候则需要等待时机。可见"走运""背运"

这两个口语化的用词，带有非常明显的运气特征。

　　顾老师在江阴沙龙上讲话：用了运气的思路都是运气方，经方时方是后人的分类。六律是万事根本规律，六律也就是三阴三阳，欲解时是一天里的三阴三阳，司天方是不同年的三阴三阳，都是五运六气体系中的一部分。

　　己亥年终之气是少阳相火，明年初之气是太阳寒水，中间跳了一个阳明，经过我们长期的观察，这个阳明还是存在的，只是时间比较短力量比较弱，去年底缺了少阳相火，所以去年底也能感受到少阳相火。所以大寒后燥气可能不会完全消失，加上明年庚年，燥气是贯穿一整年的。可参考2020-1-5日记。

顾老师对于疫情的运气分析*

　　本月因新冠疫情顾老师停诊，未跟师抄方学习。顾老师在疫情期间连续发表了两篇关于疫情的文章，学习后很有收获。根据《黄帝内经遗篇》的"三年化疫"理论，顾老师认为这次疫情与丁酉年的"刚柔失守"有关，并回顾了当年气候的失常（因为丁酉年正在跟师前一年，对于当时的气候我没有什么印象）。顾老师提到丁酉年天干为"柔干"，因为在《内经》中没有详细的条文描述，这次疫情开启了"对五运六气这一部分理论"的认知，并认为这次疫情核心的问题还在于"伏燥"，"伏燥"病在太阴，燥邪属金，易伤本脏肺金，也易伤肝木，所以临床上多见肺损伤，肝损伤也不少见。同时疫病的发生也离不开时气的感触，顾老师提到有今年初之气的太阳寒水客气、厥阴风木主气，还有去年的湿土之气与去年在泉

---

* 2020-2-27

的少阳相火和今年司天之气的少阴君火、中运的金气。从前线反馈的病象病症，此次疫情证型较杂，六气病均有，对此顾老师对于出现较多的证候推荐了加减葳蕤汤和升阳益胃汤，分别针对寒加伏燥与燥湿相兼两种证型，并且在1月就给出了预防方与辟瘟囊，在无锡局部地区使用效果很好，微信群中有其他地区学员使用效果也不错，可惜没有在疫区大规模开展应用。

学习了顾老师2月份发表在《世界中医药杂志》上的《五运六气看当前新冠疫的防治》和3月初发表在《光明日报》的《从五运六气理论看新冠肺炎疫情》两篇文章，顾老师认为新型冠状病毒虽为这次疫情的直接致病源，但《黄帝内经》对疫病的发生，有天、人、邪"三虚致疫"的理论，认为没有相应的运气条件，只有病毒是产生不了大疫情的。

清代著名温病学家薛雪说："凡大疫之年，多有难识之症，医者绝无把握，方药杂投，夭枉不少，要得其总决，当就三年中司天在泉，推气候之相乖者在何处，再合本年之司天在泉求之，以此用药，虽不中，不远矣。"联系到三年前丁酉岁的"地不奉天""柔干失刚"，才能看到"三年化疫"的"伏燥"和"木疠"。

己亥年是厥阴风木司天，引动的是"木疠"，SARS的运气因子里是没有"风"，由此，新冠的传染性强于SARS就不奇怪了。另外，2019己亥为土运不足年，厥阴风木司天，风木克土，故新冠病毒感染更多见消化道症状。

新冠病毒感染者都有显著乏力症状，这恰恰是伏燥的重要指征。大凡伏气皆病发于里，故早期便可见正虚阴伤。如何处理好润燥与化湿的矛盾，是防治新冠病毒的关键所在。

新冠病毒感染中，还有一个病机是"火"。年前的少阳相火明显易识，进入庚子岁后，少阳渐退，庚子的司天之气是少阴君火，在岁气交司之初与初之气的客气太阳寒水兼夹出现。

综合分析各个运气因子，本次疫情的发生，有燥、湿、火、寒、风的因素，六淫杂陈，错综复杂。运气理论"疫毒必藉时气而入侵，得伏气而鸱张"，伏气为本，时气为标，故不管湿热还是寒湿，"伏燥"和"木疠"之气是贯穿始终的病机之本，随时变化的火、湿、寒等是病机之标。

新冠疫情发生于岁气交接之际，又有三年化疫的伏邪因素，病机错综复杂又随时变化，故治疗亦需要察运因变，灵活机动。五运六气是不断变化的动态周期，要随时应变，与时俱进。

陶国水按： 关于"三年化疫"理论，实际上是顾老师在"非典"时对《内经》两个遗篇理论的实际运用，在学界具有重要引导性作用。讨论新冠问题时，顾老师提到丁酉年天干为"柔干"，因为在《内经》中没有详细的条文描述，所以早期重视不够。这次疫情开启了"对五运六气这一部分理论"的认知，体现了作为一个学者实事求是的精神。的确《素问遗篇》在论述上下甲子迭支迭位、刚柔失守所成之三年化疫时，只列举了运太过的5种阳干年以说明太过变为不及的特殊情况，即"虽属阳年亦为不及也"，未详述运不及之年，前辈医家只有马印麟在《瘟疫发源》中列举疫病所发年份，既有阳干年亦有阴干年。这个问题我们和陈冰俊在顾老师指导下后期作了一些探讨，具体可参考发表在2022年《中华中医药杂志》的《结合〈素问遗篇〉与〈瘟疫发源〉研究阴干年三年化疫并辨析两者异同》一文。有兴趣的同道后续可以进一步深入研究。

● 运气对于疫情预测的科学性、数张疫情或流感用到的方剂*

顾老师在江阴沙龙上讲话：从运气来看，我们提出2月2日是个疫情

---

* 2020-3-21

拐点，运气是个道理，不能把运气看作是个死的预测，运用五运六气进行预测，预测的是一个运气条件，而不是疫病的结果，运气条件与疾病的相关性就像大雾和交通事故的相关性，我们可以通过大雾来预测交通事故的发生率有所增加，但是无法根据大雾来预测具体某一地区的交通事故发生与否，还需要进一步结合具体地区的其他条件。预见的是可能性。（有学员提问木疠的相关问题）关于木疠的问题是我们遇到的新问题，以前文献没有这方面的记载，我们光看到了去年少阳相火的运气的因素引起的流行性感冒，后面还隐藏了三年化疫的问题，因为没有先例没有引起我们足够的警惕性。疠和疫的问题，《内经》上一般阳年三年化疫为疫，阴年为疠，后世常把疫疠同称，我们据目前所观察到的情况先作总结，壬辰年出现的金疫比较暴烈，致死率高些，丁酉年出现的木疠致死率低些，传染性强些。（有学员提问下丁酉的问题）"下"指的是刚柔失守，是在泉没有迁正，"上"指的是司天没有迁正。刚柔失守需要领会精神，只要出现司天在泉的失守都可以用刚柔失守来理解。有人会要求五运六气要对每个病都预测起病时间和结束时间，提出这种要求本身就是对于五运六气的不了解，在很近的时间可以精确到日期，比较远的时间无法预测，时有常位，气无必也，我们只能预测常位，而无法预测精确的日期。节气的日期也是有早有晚，没有固定。三九天最冷，中伏天最热，这是常位，这种预测和实际情况可能一致，但是也有不符合的时候。经验需要在实践中慢慢总结观察的，不能指望前人都把经验现成的给我们。对于今年2月2日的拐点预测，我们用的解释是大寒后13天，这个13天是怎么来的，《内经》里没有现成的答案，开始我们是按照节气预测，在H7N9流行的时候我们也是根据节气来的，我的预测是5月5日立夏节气，实际观察最后一个患者是5月3日，差了2天，《内经》里经常把13天作为一个常数，运气太过会早13天，气化运行后天会晚13天，到了15天就换了一个节气了，那就可以直接说下一个节气，但是《内经》用了13天说明13天还在上一个节气里，由此引起我们对"13天"的关注。2012年冬我去北京参加国家中医药管理局的传染病专项会议，当时2012年冬季的季节性流感很严重，大家很紧张，我在报告中讲到了对流感拐点的预测，因为讲的五运六气，许多参会的老师听不懂，主持人让直接说结果，我就讲2月2日，大寒后。

2012年末的流感我推荐用了九味羌活汤，用这个方不是根据壬辰的干支，而因为当年发现少阳相火降而不下，加上当年冬天比较冷，寒包火的病机符合九味羌活汤。

针对新冠疫情，麻杏石甘汤比二陈汤之类化湿祛痰效果好得多，因为有伏燥，越化湿痰越稠，用麻黄就没有这个弊病。现在有些中医的提法说新冠病毒感染后化痰没有用，应该说化痰的方法不对所以无效，明明有很多痰在肺里。后来发现金匮麦门冬汤效果好，几个重症用了效果很好，广东中西医结合医院和山东支援武汉的团队都有推荐，还有东直门医院在武汉前线的专家也是。金匮麦门冬汤不能用教材上讲的剂量，张仲景用半夏一升，麦冬七升，重用半夏才能把痰去掉，半夏燥热必须配伍更大剂量的麦冬，再配合人参推动，这样来降阳明。这个方本身就是降阳明的，不是用承气才是降阳明，《金匮》用"肺痿"作为病名，痿非常符合这种肺无力排痰的情况，所以我们总结了"伏燥在太阴肺，急从阳明解"的治疗原则。我们用麦门冬汤一般剂量就是半夏15g、麦冬100g，危重症还可以翻倍使用。前两年用的司天麦门冬汤静顺汤小承气汤三合汤，李玲用了160g麦冬，之后倪君和史锁芳都有很好的验案。山东有个危重症会诊讨论时，李玲提出用80g麦冬就有专家在反对，因为舌苔腻，讲苔腻不能用麦冬，我提出要加量使用麦冬，当时这个患者西医和家属都已经放弃治疗了，认为能拖一个小时都是好的。我们当时用这个方有较大的阻力，患者服用后病情稳定，好转后出院了。我们推荐的方都是从临床治象去找的方，而不是从理论推导的，我们根据不同的地方不同的医生两个以上都能反映这个方显效了，我们才会推荐这个方。要靠大家集体的力量来总结，这次的文章一开始我们并没有重点推荐正阳汤，后来多地多人反馈正阳汤的效果，我们就开始重点推荐了。发现这个方有疗效了，一定要有信心，不要盲目添加其他的药。加了很多药即使有效都很难总结，比如这次疫情推荐的某抗疫方，4个方合一起二十多味药有效，但是个人认为可以精简。

这次经方复兴之前很多人认为桂枝汤无效，但是临床病机抓对了针对太阳病就是能取得神效，桂枝汤、麻黄汤在中医内科学上已经没有了。有个患者发热1月余疗效不佳，每天高烧至40℃，我们针对患者早晚10点发热的特点，用了桂枝汤加黄芩，使用1剂后，早上就不发烧了，转为下午发热，改为白虎加桂枝汤。结果因为与患者沟通的问题，第2天发热前没有服用，第二天下午又发热了，西医恢复了激素治疗，再服中药后退热，我建议停用激素，观察未再发热，之后服用正阳汤调理。

范先靖按：2020年庚子岁少阴君火司天、阳明燥金在泉运气方正阳汤，药用：玄参、白薇、川芎、桑白皮、当归、芍药、生姜、甘草、旋覆花。

陶国水按：新冠期间顾老师针对不同时段五运六气特点，推荐有不同预防方案，被多地借鉴使用，反响很好，再次证实五运六气对疫病的价值，不仅是预测预警，防治的价值也不容忽视。对于人群预防的干预疗效评价，我们也做了一定样本的观察，结果也是令人满意的。尤其是顾老师根据六气杂陈、六经兼顾选用的辟瘟囊，我们正在作深入研究，包括探索剂型改良、阐述其机制等。

主症与"但见一症便是"*

顾老师今日就"但见一症便是"进行了分析，指出临证抓住主症，不需要纠结于其他的症状。我的体会"一症"不是泛指所有症状，而是指主症，能直接导向病机的症状，是有运气背景支持的主症。这个提法并不局

---

* 2020-4-19

限于少阳病，三阴三阳病都是如此。

陶国水按： 的确如此，症有很多，有的是普适性的，很多病、证都有的，主症或者说关键性症才对于判定证候、病机具有导向性。

三阴三阳在《伤寒论》中的特殊地位、三阴三阳与守正创新、伏燥与金匮麦门冬汤*

（今日沙龙讨论中，有跟诊学员提出：《伤寒论》较《内经》有更多方剂，因此具备更大价值。）针对这个观点，顾老师点评如下：用方剂的数量多少来评价《内经》和《伤寒论》的价值是有问题的，如果用《方剂大辞典》和《伤寒论》来比较，是否能得出《伤寒论》不值一提的结论？这个逻辑思维有很明显的错误。假如《伤寒论》没有三阴三阳离合的思想，哪里有六经欲解时！六经欲解时在很多人特别是方证对应的医家看来就是废条文，乌梅丸就变成了专门治蛔厥的方了。同时比较时还需要考虑比较是否是同一类型的书籍，像中医基础理论里面没有方剂，不能说价值就非常低。《内经》注重的是理论，《伤寒论》讲的是治疗，两者注重方面不一样，不能以方剂的多少进行简单的比较。张仲景所以能成为医圣，《伤寒论》所以能成为经典，我们以前是讨论过的。有人说《伤寒论》被尊为经典的原因是其条文来源于《汤液经》，那么陶弘景的书里保留的《汤液经》的内容更多，书中白虎汤分大小，还有朱鸟汤，为什么宋代没有把陶弘景的《辅行决》列为经典？最根本的一点是当时方证对应是经方的主要形式，所有的方书都是以方证对应的方式进行描述的，而张仲景的不同在于首先需要辨三阴三阳，然后再辨脉证和欲解时，这是它在宋代被评为经典的原因。经方的经指的就是《黄帝内经》，不是经验方，把后世的名方

---

* 2020-5-2

用得比较好都称为经方，那么经方和时方的区别又是什么呢？张仲景用经验方用得比较好的这个结论肯定是有问题的。用《黄帝内经》的三阴三阳理论来统方用方才是经方。这个问题在20世纪就有人提出过，认为《伤寒论》和《黄帝内经》没有关系，但是通过这么多年，这个观点已经被很多中医否定了，还持有这个观点的人已经不多了。

卫气营血是从三阴三阳来的，但是叶天士因为自己没有著作，没有把这个问题解释清楚，造成后世很多人有误解，认为是另起炉灶。我们的龙砂医家柳宝怡就说过，温病离不开三阴三阳，他的《温热逢源》就有三阴三阳的思想。历代的医家都从欲解时的字面含义来理解欲解时，认为欲解时是疾病减轻的时间段，当观察到疾病在欲解时反而加重的时候就不能理解，近代人就此开始质疑欲解时的正确性。做学问不是非要找古代哪个医家讲过的什么话作为依据，叶天士发明的卫气营血就没有先前哪个医家讲过，但这才是真正的守正创新。这次新冠疫情，我讲的"伏燥在太阴，急从阳明解"，有人提出出处在哪里？这句话没有出处，是我们总结的，但有《黄帝内经》太阴与阳明相表里的理论依据，有临床看到的现象的依据。李东垣讲的很多话也没有出处，如果都要讲求出处，那还怎么创新？他山之石可以攻玉，法国人结合解剖和全息理论提出耳穴理论，这也是创新，但是这种创新不是我们创新的核心。我们现在强调的是守正创新。之前有人帮我整理欲解时，把古代医家谈到关于欲解时的文章全都囊括进来，用所有这些内容帮"欲解"找依据，无法回答为什么欲解时疾病不解或反而加重的核心问题。研究新冠疫情时也有人引用了大量的文献，但自己提出的观点很少，这些文章价值往往不高。我们写临床医案总结的时候要避免把自己的治疗每一步都写得很完美，让人看了以为治疗一定只能这样。但是条条大路通罗马，很多问题都有多种角度可以切入，治法不是唯一的，只要把自己的想法思路讲清楚就行，不需要非得引经据典。现在的有些文章把治疗用的每一味药都讲得理由非常充分，最后产生一个必然的因果关系，只有这个方这个药才能治好这个疾病，方证对应，药症对应，*丝丝入*

扣，这是现在的弊病。老子讲："信言不美，美言不信。善者不辩，辩者不善。"很多时候道理是很简朴的，孔子也是这样的观点："敏于行，讷于言。"

古代有肺与大肠相表里的论述，肺病可以治大肠，但是没有和伏燥联系起来，现在把新冠和肺对应起来，如果只会治肺那么很可能肺病越治越重，很多病例越治越重，就是这个道理。这次新冠病毒感染疫情让我悟到了这个道理，以前没有那么多伏燥的案例可以供我们学习参考，现成的理论很少，只能依靠我们自己去思考。新冠疫情患者的痰非常多且黏稠，化痰药都带有祛湿成分，结果越化痰越稠，滋阴也不行，怎么解决这个问题？这时就想到《金匮》里的肺痿，肺没有力来排痰，用的麦门冬汤，为什么麦冬量这么大，因为排痰需要大剂量的半夏，但是半夏太燥，必须依靠更大剂量的麦冬来制约半夏燥。滋阴的药那么多为什么选麦冬？因为麦冬也是降阳明的药。李玲治疗的山东临沂的一个危重症患者（3.21提及），用了大剂量的附子和麦冬后救治成功。这个案例的成功也让我们后续在临床上推广麦门冬汤。北京东直门医院的专家也在经验分享中介绍了麦门冬汤。麻黄在新冠疫情中的诸多方中得到应用，也是可以从排痰的角度考虑的。

陶国水按：实践是检验真理的唯一标准。对于问题的解释，可以从不同角度，也可以殊途同归，清·赵翼在《闲居读书作》有"同阅一卷书，各自领其奥，同作一题文，各自擅其妙"之论。

燥湿相兼、伏燥、危重症用大剂量远志*

顾老师在江阴沙龙上讲话：燥湿相兼在临床上很多见，舌苔又腻又

---

* 2020-5-16

有裂纹，因为太阴阳明相表里共同完成降的过程，所以不管是理论还是临床，燥湿是可以同时出现的，不是水火不相容的，以前简单的逻辑认为两者不相容，但是现在临床现象见得太多了，不存在问题。

牛膝、木瓜都能利湿，木瓜既可润燥又有祛湿的作用，牛膝配车前子在济生肾气丸里就祛湿的功效。牛膝木瓜汤的高明就在并不是燥年都用滋润药，已经把燥湿相兼考虑在里面了。

教科书没有伏燥的概念，对于这方面没有相关的论述。我在非典时就总结过古人的经验，其中有一条就是古人认为早期表现极度的乏力，是伏燥伤肺的表现。这类患者很多非常乏力，一般认为热邪伤津所致，但是非典患者体温以中等程度的发热比较多见，没有大量汗出的现象，舌苔也没有表现特别干燥，用传统教材理论无法解释。伏燥伤肺后，古人讲的肺热叶焦，不是因为热邪伤津，而是燥邪所伤，后来对于非典患者尸体解剖也证实了这一点。2000年的燥象不仅仅是当年的燥，而是通过了前3年的累积。单是当年的燥在短期的发病是不可能出现那么严重的肺损害，从自然界的现象也能证实，济南趵突泉当时连续3年没有泉水，到了2004年才有泉水。我们这几年没有留意这些现象，但是现在反思，2017年到去年也都是燥的累积，所以这次新冠病毒感染疫情患者乏力也是很明显，不能仅仅从舌苔的干燥与否去判断，舌苔腻是时邪，是去年的运气因素，燥是3年累积的，如果都是湿邪导致的痰，那么就不会是稠痰，同时也不应该都是干咳，我们用的麦冬汤高明的地方就是用半夏排痰时同时用了大量的麦冬，同时无力排痰就用了人参，几个药治疗肺痿真是绝配，新冠病毒感染疫情到了后期就是典型的肺痿表现。大寒节气后因为太阳寒水的因素，新冠病毒致病病机中也有寒的问题，认为"寒邪为发病原因"观点的提出对疫病的认识也有积极的意义，因为一些温病学家是不考虑寒的，以前历次的疫病都是从温热病邪考虑的。在禽流感时我们提出了寒的问题，但是温病学家还是坚持温热说，寒热两派有争论，后来用了折中的方案，用了银翘散和麻杏石甘汤做了成药金花清感。

我们不是针对病症来治疗这个患者，而是抓住阳明的病机，从临床使用来看麦门冬汤和承气汤都能治疗腹泻，通因通用是从临床使用的表象来总结的。现在要把一些理念回归到《黄帝内经》的思维上来。麦冬在一般的情况下有通便的作用，但是金匮麦门冬汤是调阳明，用了粳米可预防腹泻。

很多疑难病危重病用到远志时要用大剂量，临沂一个格林-巴利综合征的患者，我用四神煎，其中远志用量很大，本来我的意思是用药后病情稳定了就先停药，结果这个患者服用了病情明显好转，自己去药店继续配原方用了2个月也没有发现有明显的副作用。

关于远志通过炮制减少咽喉刺激感有个小经验，可以把远志先炒一下，先炒下能缩短半小时的先煎时间，且可减轻其呛咽喉的感觉。

附顾老师2020年7—8月间病案1例

患者陈某，男，1961年11月19日出生，2020年7月26日首诊，诉近半年来出现下午4点以后乏力，足底酸痛，夜1～2点易醒，醒后1小时才能入睡，舌边及口腔反复溃疡，大便日1～2次，大便不成形，午饭后腹痛，大便后痛止，小便正常，寐梦多，有痛风病史十余年，胆囊切除5年，有颈椎病史，近3年洗澡后皮肤瘙痒，近期双目流泪，舌红，苔黄，边有齿痕，双脉弦。

处方：上绵芪20g　潞党参15g　炒白术15g　川连4g（后下）　法半夏10g　炙甘草10g　青皮5g　陈皮5g　云茯苓10g　建泽泻10g　西防风10g　羌活6g　独活6g　北柴胡10g　炒白芍15g　生姜10g　大枣10g（掰）

8月16日复诊：服用上药后口腔溃疡未再发作，洗澡后身痒及下午4点乏力减轻，睡眠有改善，夜间1～2点醒，醒后还可入睡，午饭后腹痛、腹泻时有时无，大便仍溏，双目流泪减轻，胃纳可，舌淡红，苔白略厚，脉细数。

处方：原方。

处方思路：升阳益胃汤是李东垣《内外伤辨惑论》中肺之脾胃虚方，

用于秋季，顾老师总结升阳益胃汤的使用病机是燥湿相兼。临床上对于脾土升气不足兼有燥象比较适合，从脉象上来讲比较典型的脉可见右弦左弱，运气因子主要把握太阴和阳明，把李东垣用于秋季的方扩展到其他季节，方中用防风、羌独活升阳气，半夏、黄连降阳明，所以此方所治的燥不是从燥以润之来理解，而是从阳明主阖，从降气来理解。

　　该患者有比较明显的湿土类症状，如饭后腹痛，大便溏，这个症状从出生的运气因素可以看到端倪，患者辛丑年出生，辛年水运不及湿土大行，丑年太阴湿土司天。但是这个患者有明确的阳明欲解时的依据，下午4点乏力明显，所以从这个阳明欲解时出发就不能单纯从出生的辛年或太阴来考虑。2020年金运太过，进入四之气又是太阴加临太阴，正好符合了燥湿相兼的运气病机，从天人相应的角度，患者目前的症状很明确是与当下运气有关的。

　　2020年庚年金运太过，简单理解当年燥气较重，自然界也有树叶早落等物候现象，人体燥金太过的病象也多见，然而实际气象在三之气时却在南方出现了洪涝，顾老师从开阖枢指出阳明中见太阴，出现湿象是在运气常位考虑中的，并指出2020年虽然可见湿象，但是厚腻舌少见，家中霉湿之气少见，从实际中可以观察到湿燥相兼的自然现象。从众龙砂弟子的临床体会来看，2020年升阳益胃汤使用的频率也比较高，2020年夏季从三之气开始顾老师使用清暑益气汤的几率较往年大大减少了，取而代之的也是升阳益胃汤，这种情况完全可以从2020年的运气特点和天人相应来解释。

正阳汤加生脉饮案、六气针法的改进[*]

　　夏某，有抗JO-1抗体综合征病史2年，年初调理后咳嗽、胸闷皆好转，

今年4月27日晨突发全身乏力，送医院诊断为肺栓塞，住院保守治疗后症状缓解，近1个月服用正阳汤及薯蓣丸，现仍感胸闷，偶咳，少痰，夜间能安睡，进食及运动后易汗，后背畏风，稍乏力，手足温，饮食尚可，二便正常，口干，饮水多，目干涩，双手干燥，舌淡暗，苔薄，中有裂纹，脉浮数。现服用强的松及他克莫司。

处方：旋覆花10g（包煎）　润玄参10g　桑白皮10g　白薇10g（姜汁炒）　当归10g　炒杭白芍10g　川芎10g　炙甘草10g　光杏仁10g（打）麻仁10g　普麦冬15g　北五味子10g　潞党参10g　大枣10g（掰）　生姜2片

处方思路：患者久病体虚，有乏力、易汗、畏风等症状，予薯蓣丸培补正气。来诊主要症状为胸闷、咳嗽。慢性病稳定期的调理，老师一般先考虑当令岁气，今年（庚子年）从司天少阴君火运气病机考虑，用正阳汤，这个患者同时有口干多饮、舌苔干、脉数，有热伤津的症象，加生脉饮，两方均从少阴论治，可合方尝试。顾老师讲到正阳汤中旋覆花及白薇两味药材目前质量欠佳，旋覆花作为药材需要陈年的，现在的旋覆花一般都是新鲜的，如果煎药时包煎有旋覆花药材漏到药汁中，对于咽喉刺激大，很容易呕吐。有部分患者服用白薇后有恶心反胃症状，需要姜汁炒制，老师一般用3～5g，这个患者前面对于白薇没有不良反应，所以可以用到10g。

本月跟师发现顾老师的六气针法较前又有精进，从进针针数来讲减少了，一般1个部位1针，有只针1针的，有针两个部位的；从进针深度来讲，较以前深了很多，1.5寸的针完全没入头皮；从针刺部位来讲，更注重先揣穴，摸到了凹陷的点再进针；对于效果来讲，要以立即起效为度，如果没有反应需要调整进针。在跟诊抄方时，经常有学员进针后患者反映效果欠佳的，顾老师继续予调整针刺部位或深度，往往随之得气起效。（赵梓羽按：到本书出版前，顾老师的六气针法较当前又有改进，不以凹陷点为进针点，而以指下感觉为主，遵循《灵枢·经水》"审切循扪按"）

从我自己的临床针刺治疗体会来看，初次进针后效果不明显的情况也是比较多见的，临床上学习应用六气针法不会一蹴而就，需要深入掌握对于三阴三阳的判断以及练习针刺手法。使用六气针法的这一年，我从开始的不确定到如今的坚信，都是通过顾老师用临床疗效反复验证得到的。

辨证要最终落实到五运六气、升阳益胃汤兼顾燥湿升降*

顾老师在江阴沙龙上讲话：临症辨证最终要落实到五运六气。前天王建明在群里总结了各种各样的临证方法最终归纳到三阴三阳。航空医院的王希利副院长在曲阜接受《人民日报》的记者采访时被问消化系统有多少种病，其回答有六个病，三阴三阳。

去年我们用升阳益胃汤，这个方就蕴涵了苁蓉牛膝和审平汤的思路，升阳益胃汤是李东垣用于秋天的方，兼顾了燥湿升降。现在虽然已经不是去年的运气时段，如果患者的情况是符合燥湿相兼还是可以考虑升阳益胃汤。

陶国水按：六气就是六经，"六经钤百病"。柯韵伯说："仲景之六经，为百病立法，不专为伤寒一科，伤寒杂病，治无二理，咸归六经之节制。"俞根初指出"以六经钤百病，为确定之总诀"。王肯堂晚年在《医学穷源集》中发出运气之说为"审证之捷法，疗病之密钥"。顾老师强调，临床看病首辨三阴三阳，事实如此，这样可以执简驭繁，归属三阴三阳六病，方就自然出来了，不论你是经方也好、司天方也罢，都是一样的。

---

* 2020-6-13

131

司天麦门冬汤案、庚子年夏出现降雨量较大的现象[*]

张某，男，1938年12月初出生（戊寅年终之气），头晕两年余，无视物旋转，进行CT检查后，医生考虑为腔隙性脑梗，后循环缺血。患者双下肢乏力，午睡需睡足两小时，常觉困倦，既往高血压病史，服药血压控制可，脱肛十余年，大便后不能自行恢复，需用手回纳。纳食欠佳，夜寐欠佳，梦多易醒，常彻夜难眠，醒后乏力，视物模糊，舌淡，苔白腻，脉弦滑。

处方：剖麦冬30g　法半夏10g　香白芷6g　炙紫菀10g　潞党参20g
淡竹叶10g　炒甘草10g　炙桑白皮10g　大枣10g　钟乳石10g（先煎）
北五味子10g　生姜3片

开阖六气针：厥阴、阳明透少阴、百会引少阴，其中阳明正反各1针。原头晕脚软如踩棉花，针后头晕减轻，脚下轻松，较前有劲。

处方思路：该患者头晕，下肢乏力，寐差失眠，结合为戊寅年终之气出生，阳明不降厥阴不阖，两者皆病可出现阳不收藏而浮越于上、上盛下虚的征象。戊年火运太过，寅年为木之所主，司天方麦门冬汤有降阳明的作用，故使用麦门冬汤。（我个人体会似乎可以联用敷和汤，以调整金木关系。）该患者尚有多年的脱肛病史，顾老师在阳明位逆时针加了1针，个人体会该患者舌苔白腻，纳食不佳，结合脱肛考虑阳明病从中气转化，但老师没有直接治太阴，而是开阖枢逆时针针刺治疗，这种针法也是顾老师最近开始使用的，还没有系统地讲解，后续继续跟进。

本月进入了梅雨季节，阴雨连绵且时常雨量较大，全国很多地区出现

---

[*] 2020-6-26

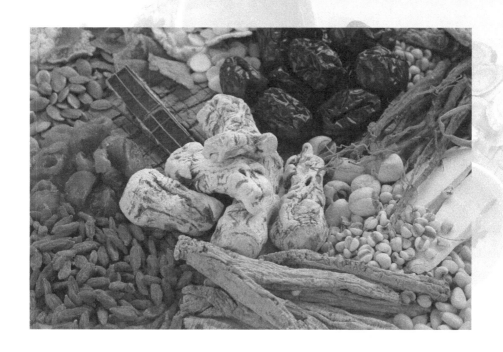

了灾情。包括我在内有些学员对于庚子岁出现的这种气候感觉很困惑，庚子岁理应是炎热干燥为主，为何会出现降雨量较往年明显增多呢？老师在全国龙砂群里答疑，提到需要结合标本中气来看待五运六气。

范先靖按：《六元正纪大论》中论及阳明燥金司天三之气的病候物候时就有"燥极而泽"的条文，燥湿相兼的问题前面老师就已经谈到过。运气在现实中的气候体现、病候体现都是复杂的，仅仅从三阴三阳与风寒暑湿燥火的简单对应来理解是远远不够的。

陶国水按：关于龙砂开阖六气针法，确有神奇疗效，但其核心还是要首先判定三阴三阳六病，进言之就是开阖枢那个层面的问题，这是核心，然后再施行针法，能结合当下运气，借天之力则更好。我临床一般对失眠患者、妇科调经用得比较多。记得有一位河南来的老妇人，两个多月没有好的睡眠了，伴有焦虑、房颤，判定其为阳明、少阴病后，针刺阳明、少阴，一会就打瞌睡了，直呼神奇。另外一位女性，自己说自从落枕后失眠加重了，甚至彻夜难眠，后背酸痛、伴有冷风，判定其为太阳、阳明后予阖降阳明、开太阳、引少阴针，进针后说头晕晕糊糊的，我还再次确认不是晕针，一会就开始闭目养神了，在休息区"陪我"上了一下午门诊，走的时候说颈部后背也好了，感叹神奇。当然也有一些效果不明显的，可能还是判定开阖枢障碍的点不准、判定三阴三阳六病的属性偏颇，抑或对于三阴三阳开阖枢之间关系处理不当、没有借到势，任何一种治疗手段都有其优势与短处，针对不同病种，还需要进一步研究，对于说的逆刺啥的我就没有这方面的经验与实践。所谓山外有山、人外有人，我看王凯军老师的效果就比我们一般人效果好。

大补肝汤案、顾老师对于少阴的讲解、运气思维抓病机、六气针法部位的灵活性*

王某，女，阴历1977年1月18日出生，之前曾因月经淋漓，量多，多次调治，末次月经6月20日至今，上次服用正阳汤加牛膝木瓜汤后便秘好转，目前乏力症状明显，夜尿多，尿频、尿急症状明显，寐一般，脉浮弦细数，沉取无力，舌苔白厚腻，舌质偏暗，边有齿痕，既往有高血压、高血糖病史，今年6月24日行刮宫手术并放置药物环。

处方：川桂枝10g　炮姜炭10g　北五味15g　陈旋覆花10g（包）　淡竹叶10g　大枣20g　怀山药30g　粉丹皮6g　炒当归10g

处方思路：该患者长期崩漏，治疗效果不稳定，属于疑难病例，此次顾老师从丁年木不及的角度，用大补肝汤，木气不及，肝血下流也可以导致崩漏。

大补肝汤：出自《辅行诀》，原方为桂枝、干姜、五味子各三两，旋

覆花、代赭石（或为粉丹皮）、竹叶各一两、大枣十二枚（或为薯蓣），共七味。治肝气虚，其人恐惧不安，气自少腹上冲咽，呃声不止，头目苦眩，不能坐起，汗出心悸，干呕不能食，脉弱而结者。从方名可以看出此方为肝虚而设，网上探讨此方多从方证角度及五行肝木入手，从开阖枢角度来看，此方似乎可以归入厥阴，一者厥阴在东方升中有降，此方桂枝为升，五味子、旋覆花、代赭石均为降，符合厥阴主阖之意，二者虚则厥阴，气上冲、头眩也为风象。

另小补肝汤：桂枝、干姜、五味子各三两，大枣12枚，主治"心中恐疑，时多恶梦，气上冲心，或汗出，头目眩晕者"。

本月在跟随顾老师门诊时老师提到了少阴君火的问题。少阴君火从本从标，不能用火来简单理解少阴的含义。很多人认为今年是燥热年，但从上半年的实际气候情况来看，这种看法并不准确。顾老师还谈到了少阴君火与少阳相火的含义，少阴君火在开阖枢图中位于正北方，但是不能把君火认定就只与北方相关联，开阖枢是动态的圆运动，所以六步主气中少阴君火位于二之气（在六步主气形成的圆周期图中，少阴君火并不位于北方，而位于东南方），正值阳历3月底至5月底，那时天气由寒转暖，故老师提到少阴君火一般不予苦寒清热法，少阴君火需要养，而少阳相火位于东南方，时令处于夏季，是茂盛之火，可以用苦寒法。老师在本月前些时候提到了在六气针法中少阴的针法，普通用法是随着左升右降的顺序针刺圆的切迹，而在要降少阴火时可以广明透太冲，同时提到太阳不仅仅可以针刺东北位，同时可以按照欲解时的方位针刺（东）南位。

顾老师在江阴沙龙上讲话：江阴青阳倪君院长的第1个患者（倪君院长分享了他从阳明论治胃痛的案例）胃痛，胃本身就是阳明，从阳明论治没有问题。胡淑占的病例比较好地体现了运气思维，运气思维并不是围绕病症病象，而是抓病机。黄连茯苓汤抓病机的要点在于寒盛火郁，而不是对各个症状的量化评估，抓住要害后可暂不考虑伴随症状，我们日常生活中有很多古代的文字传承，都是在长时间的生活中总结出很精辟的话，有成语"当机立断""随机应变"都是"机"，都是在提示要抓"机"，同时又有"时机"，提示"机"与时间的关联性，欲解时就是这个问题，"机巧"又是将"机"与"巧"联系在一起，说明机是需要灵活对待的。2008年，一位女性患者胃痛明显，多为后半夜1～2点发病，给予乌梅丸治疗，服药后疼痛明显减轻。就抓住发病的时间规律，对于胃痛的寒热虚实都不需要管。欲解时并没有去和病证对应，也无法去讨论欲解时和病证的对应，所以胡淑占治疗帕金森患者完全不需要管这个病。欲解时也最能反映中医见病不治病的特色，对于发病的时间点西医完全没有考虑过。所以史锁芳教授（临症时）比较关注（疾病发作的时间点）。

今年用麦门冬汤效果好和今年的运气是有关系的，今年上半年的新冠重症我们首先推荐的就是麦门冬汤，治痿独取阳明，肺痿也是痿，痿证最重要的病机就是伏燥，所以需要取阳明。抓阳明、抓伏燥的病机是用麦门冬汤的主要点，从症状来抓只是一部分，还可以从脏腑部位、从出生运气、从当令时间，我们需要从多角度来抓三阴三阳，来抓阳明。其中需要注意"时机"，注重从时间规律上来把握三阴三阳。

降火不一定要用清火的药，缪希雍"宜降气不宜降火"。使用正阳汤可以考虑调整药物剂量，增加降气药的比例来实现清火的作用。近期有用丹皮或黄芩来代白薇的。汗为心液，从六经来讲就是少阴，今年的时段可以从少阴治，从少阴比从心来讲思路会更广。

少阴从本从标，广明是少阴之本，太冲的位置是少阴的标。太阳也是从标从本，从六气针法来讲，太阳也不是光扎左后方，扎欲解时的部位也是可以的，太阳从子位开始，太阳本为寒，标是太阳走到了南方位，成数为九，所以标为阳，太阳和少阴扎广明的区别在于太阳的针法就是常规针法，扎广明的针法是人体矢状面方向进针。从广明位的火降到命门位就是少阴，午位火正化是少阴的本，子位为寒对化是它的标，所以正化对化和标本理论是一体的。

范先靖按：顾老师再次提到了三阴三阳方位的问题，在不同的情况下三阴三阳的方位有所不同，方位与三阴三阳不是一一对应固定死的。

黄连茯苓汤案、顾老师附子山萸汤的使用经验*

缪某，男，1966年2月1日出生，2020年6月28日首诊，诉一年来耳鸣，夜间9点左右明显，入睡后缓解，夜尿频，6～8次，口干，口中有腥味，少许红色痰涎吐出，口臭，夜间梦多，大便正常，小腹胀，双下肢酸软，体检有肾囊肿、甲状腺结节、前列腺增生，患有高血压病18年，目前口服缬沙坦、氨氯地平、倍他乐克。舌淡红，苔薄白，右脉弦细，左脉沉细。

处方：川黄连10g（后下）　云茯苓10g　法半夏6g　炙远志15g（先煎2小时）　剖麦冬10g　小通草6g　盐车前子8g（包）　炙甘草3g　炒黄芩6g　生姜10g　大枣6g（掰）

2020年7月12日复诊：药后精神好转，双足有力，口干、口臭、口中腥味明显减轻，睡眠梦多好转，舌淡红，苔薄腻，左脉沉细，右脉浮弦。

处方：继用前方。

2020年8月1日三诊：药后小腹胀感不适明显减轻，口干消失，精神可，夜寐可，口臭继续减轻，耳鸣未见明显改善，夜尿6～7次，头胀两侧明显，舌尖红胖，苔薄黄，脉弦略浮。

处方：生晒参6g（另炖）　熟附片10g（先煎）　大熟地30g　炒白术12g　怀牛膝10g　北五味子10g　剖麦冬15g

处方思路：前二诊患者口干、口臭、口中腥味结合丙午年出生的运气

---

* 2020-8-1

特点，符合火郁，故予黄连茯苓汤有效，三诊时患者耳鸣、尿频未缓解，结合头胀，从太阴少阴出发，用了全真一气汤，顾老师指出本方较符合当下少阴司天，太阴客气加临的运气特点。

顾老师在江阴沙龙上讲话：近期使用附子山萸汤的案例慢慢多了起来，甲年出生的患者多了。今天还有患者癸年年底出生，还没有到甲年，但我还是用了附子山萸汤，因为甲年气化运行先天，可以在大寒节气前交接，我们临床还是根据具体的象，根据脉沉来抓病机。2017年9月我在山东省中医院会诊一位心绞痛的患者，也是根据象。附子山萸汤的病机要点就是水和土的关系，三阴三阳从少阴太阴论治，该患者心绞痛晚上开始严重，从欲解时，以及左尺脉沉细的特点，尽管岁气不是甲岁，但当时气温稍偏低，还是符合附子山萸汤的，今年前些时候也是如此，气温较往年偏低，连日阴雨，也是符合附子山萸汤的。那位心绞痛的患者当天服药后心绞痛就缓解了，两天后管床医生觉得附子30g太多了，减成9g，结果心绞痛就又反复了，用其他办法效果不佳，最后还是用了附子30g，用了心绞痛就又好转了。附子山萸汤附子用剂量少了不行。

运气思维与脏腑辨证思维的区别、顾老师 对补肝汤的解读及一些当令针对伏燥的方*

顾老师在江阴沙龙上讲话：天癸未行从少阴治，少阴是月经的源头，从少阴治疗月经病也一点不奇怪。还有人讲这位患者是血管病，所以从少阴治，我们还是要强调天人病结合，其中要把天放在首要位置。刚才有学员看到了正阳汤就想到了旋覆花、桑白皮对应肺系，这也是教材的思维，

---

* 2020-8-15

倪君院长没有这方面的困扰（倪院长是西学中，没有学习中医教材而是直接跟随顾老师学习五运六气）。关于补肝汤的问题，肝对应厥阴风木，要补风气的话要从开阖枢来看，木气是初升的阳气，《辅行诀》中阳气初升用阳旦汤，阳旦汤主药是桂枝，教材里没有讲过桂枝与木的关系，从开阖枢就能理解。双开是可以呼应的，开太阴可以开太阳，所以干姜也能理解了。补木需要滋水涵木，故用五味子，这么理解小补肝汤就很顺理成章了。大补肝汤用了旋覆花、代赭石，木气不升金气较强的时候，同时降金气也是一种手段。从教科书理论来看补肝汤里面没有一味补肝的药，我们需要从开阖枢的角度来看。今年为什么用补肝汤呢？今年金气太过，金易克木，新冠疫情的病机是木疬，从这点新的问题出发，没有古人的经验可以参考。今年看到很多木虚的情况，一种从升阳益胃的方法入手，另一种用补肝汤的方法治疗，补肝汤的临床效果反馈还是可以的，从临床验证也能丰富我们的五运六气理论，完善木疬这个理论。伏燥在新冠疫情中得到了验证，新冠疫情导致的黏稠痰液无法单纯从湿的角度来解释，越祛湿越排不出来，重症的患者反馈用了麦冬汤多可取效，这也是从临床验证得到的经验。临沂的重症病例一开始专家讨论不敢用大剂量麦冬就是没有考虑到伏燥，再结合经典理论才能体会肺痿使用麦门冬汤，心力衰竭时再加入大剂量的附子，配伍麦冬可以制约附子的燥性。远志在古籍中没有明确讲过要久煎，我们看到四神煎中远志那么大的剂量为什么没有不良反应呢？再进一步研究煎法发现要煎5小时左右，然后我们就推荐把远志煎到2～3小时，临床果然没有不良反应了。但是有大专家还讲查遍了古籍没有讲到远志要先煎的，我们建议结合临床实际情况研究学问。

我们用六气针法并不排斥其他针法，六气针法具体要自己来体会。为什么针头部，一方面是方便患者行动，我们调和天人，头为诸阳之会，是人体和自然界交流最密切的部位。当然还有些可以在局部扎针。六气针法讲究当时立即显效，这个效果是其他针法无法比拟的。

牛膝木瓜汤合黄芪茯神汤转大补肝汤案*

陆某，女，1963年5月10日出生，2020年6月26日首诊，诉上腹胀痛，疼痛时轻时重，无明显规律。乏力，入睡困难，依赖安眠药，胃纳差，大便不通畅，便秘，夜间头晕明显，饮水后小便频繁，2019年5月查肠镜示溃疡性结肠炎，最近消瘦明显，舌淡，苔厚腻，左脉浮弦，右脉弦紧，怕冷，手足凉。

处方：怀牛膝15g　宣木瓜20g　西枸杞15g　厚杜仲10g　菟丝子15g　朱茯神20g　明天麻10g　炒赤白芍各10g　大枣10g　炙甘草6g　生黄芪20g　炙远志10g　紫河车5g　酸枣仁20g　生姜片6g

2020年8月28日复诊：服药后大便通畅，日一行，成形，服药后腹胀痛好转，但停药后反复。现便前有腹痛，便后减轻，食欲差，腹痛时不能马上进食，畏寒明显，失眠十余年，平时不口干，饮水少，饮水后尿频量少，乏力，消瘦，气短胸闷，舌淡红，苔根部黄厚腻，有裂纹，右脉缓，左脉弱，左尺紧。

处方：川桂枝15g　淡干姜10g　北五味子10g　生白术30g　旋覆花10g（包）　代赭石10g　怀山药15g　竹叶10g　川厚朴10g

处方思路：首诊顾老师用了今年庚年的牛膝木瓜汤合出生癸年的黄芪茯神汤，前方使用依据是便秘、失眠，都可以从阳明不降来考虑；后方使用依据是畏寒、肢凉、乏力，从复诊的疗效反馈来看，患者大便性状恢复正常，便秘症状消除，但患者食欲仍差，便前腹痛仍有，考虑木土不和是主要问题所在，转用了大补肝汤加减，去了丹皮，加了白术、厚朴扶土。

---

* 2020-8-28

患者左脉弱，气短胸闷，消瘦乏力，符合今年坚成之纪木受金克，生气不足的病象。补肝汤是今年顾老师从《辅行诀》中挖掘出来的，弥补了牛膝木瓜汤偏于降、对于扶木力量略欠缺的不足，小补肝汤为桂枝、干姜、五味子、大枣（或山药），顾老师解读此方用桂枝开太阳以升阳气，干姜、大枣开太阴以开太阳，五味子滋水涵木，对于生气不足的病象有效，大补肝汤加了少量旋覆花、代赭石降阳明，丹皮、竹叶清阳明未降之火。顾老师从三阴三阳开阖枢来解《辅行诀》的方，将四象五行六气纳入一体。这里的补肝的肝不能从现行中医教材理论的肝脏来解读，传统教科书的补肝偏于滋养肝血及肝肾之阴，一般不直接用辛温类药物补肝阳，五运六气体系中的肝应理解为生气之象，生长化收藏的生气，两个"肝"并不等同，这也是教材理论体系与五运六气的差异，前者是以五脏为中心，后者以五运与六气为基本框架，从教材理论出发来学习五运六气需要了解这点差异性。

引火汤转正阳汤案[*]

江某，女，1961年3月18日阴历出生，2020年4月19日诊，诉自汗十余年，症状反复，上月初来诊时诉服用中药后症状稍好转，但仍乏力，偶有心悸，睡后易醒，舌质淡，苔薄白，脉沉细弱，舌质水润，有裂纹，晨起口干、手足凉。

处方：熟地90g　砂仁泥10g（拌炒）　天冬20g　麦冬20g　巴戟天15g　茯苓15g　五味子10g

8月30日复诊：服上药后下肢凉及多汗好转，今年6月有带状疱疹发作，之后乏力，晨起口苦明显，二便调，近5天上腹部灼热感，反酸，寐

可，进食偏凉则便溏，易口舌生疮，舌暗，苔白，中后部稍腻，有裂纹，脉偏弦细。

处方：旋覆花10g（包）　炙桑白皮10g　东白薇3g（姜汁炒）　润玄参12g　炒白芍10g　炒川芎10g　生姜片6g　炒当归10g　炒甘草10g

处方思路：患者首诊表现为寒热错杂，上热下寒，结合脉沉细弱，以及辛丑年出生的运气特点，考虑少阴病，辛年出现类似上热下寒也可考虑五味子汤，引火汤偏于上热下寒，有引火归原的作用。五味子汤更多地可以用于有湿土类症状的患者，有扶水以御土的含义（调和水土关系），引火汤并没有这方面的考虑，这是两个方的区别。这个患者没有明显湿土类病症，故用了引火汤，反馈自汗及手足凉好转。今年6月出现了带状疱疹，是与少阴君火司天有关系的。此次就诊有上腹部灼热感，反酸，口舌生疮，进食寒凉便溏，符合今年热病生于上，清病生于下的特点，故用了今年的司天方正阳汤。正阳汤并没有用大队的寒凉类药物来清火。顾老师在近期的讲座中提到了少阴与少阳的区别，前者从本从标，有寒化、热化的区别，后者从本只有火象，所以前者不能用苦寒直折的方法，而后者可以。这个患者的病例也是对于少阴病的治疗示范，去年上热下寒可以用引火汤，当下少阴司天就可以用正阳汤，有湿土类证象可以用五味子汤等，都是围绕少阴病产生的变化，这些治疗没有用苦寒法的，从传统中医理论而言这就是因人而异，从运气理论就是司人，这也是体质的深层次含义。

六气针法的学习要专一*

顾老师在江阴沙龙上讲话：在我们的学习中时间是有限的，我们发

---

* 2020-9-12

现很多原来中医基础好的学员学习进度不如原本中医基础差的学员。比如卓鹰主任，针灸技术掌握得很多，以前因为六气针效果不好的时候会考虑用其他针法，达到了效果后就不会去进一步研究六气针。我发现了这个情况后要求她单用六气针法，现在卓主任这样做了以后进步就很快。去年我们针的时候1个部位针得很多，当然这样针也有效，但是很多都不是当场起效，和其他针法的疗效差异还不大。现在我们改进了针法，强调了针针得气。这个得气不是针的地方酸麻胀，而是病变部位要有改善。这两天从合肥到无锡，我们可以看到基本上都能当场起效，而且是神效的程度。有些学员在介绍乌梅丸使用经验时提到还要加些药，那么就讲不清楚乌梅丸实际的效果，容易把五运六气方定位为增效剂。所以我们学习运气、学习六气针都要专一，这也是年资高的专家带着自己的经验来学习进步慢的原因。我们在学习五运六气时要处理好"多"和"精"的关系。

运气方的作用不能归结为单味药的作用*

顾老师在江阴沙龙上讲话：五运六气的基础是气机升降出入的问题。少阳由阳入阴，少阴由阴出阳的枢机。要避免拘泥于把方的作用落到具体的某味药。《汤液经法》有阳旦汤，阳旦的意义是顺应阳气初升；桂枝汤不能联系桂枝加桂汤治疗奔豚病，就把桂枝定位在降。失眠用竹叶石膏汤是用的降阳明，半夏秫米汤治疗失眠也是用的降阳明的法，半夏如果从教科书理论来讲是燥湿化痰，而温经汤用半夏配伍麦冬是降阳明，而且是需要用大量，吴贞用麦冬80g没有明显效果，麦冬原方用一升，不止60g，我们用60g往往是为患者考虑费用，很多60g无效的，120g下去马上起效。

---

* 2020-9-26

新冠病毒感染疫情肺痿时用金匮麦门冬汤，麦冬也要用大量。刚才大家有几个提法需要商榷，提到"阴阳平衡"的说法，平衡是手段不是目的。

厥阴阖的方向是向上的，两阴交尽厥阴出阳，补肝汤温阳后可以辅助阴阖阳升。

小补肝汤案*

李某，女，1977年11月19日出生，自2016年胎儿29周早产后出现抑郁，失眠烦躁，心情低落，因焦虑孩子健康不能入睡，恐惧，纳差，偶有心悸，手抖，近两年鼻炎，晨起喷嚏，乏力，眼干痒，大便3～4天一行，成形，不干不烂，月经周期规律，量少黏稠，需服用成药八珍益母丸才能有两天月经，每晚8～9点有睡意，但10点后入睡困难，至夜12点都无法入睡，夜间2点左右干咳，易醒，小便黄，舌红苔白，脉弦细略缓。刻下有胸闷感。

开阖六气针：厥阴，1针后胸闷即刻消失

处方：川桂枝30g　淡干姜20g　北五味子30g　大枣30g（去核）

水三斤煎成一斤，分3次服用

处方思路：患者丁年出生，当下为庚年，出现情绪低落符合金克木的病机，有恐惧感正合《辅行诀》补肝汤的条文内容。昨日沙龙郑文龙师兄总结使用补肝汤的指征：一是疲乏，二是脉左弱右强，三是补肝汤的证候条文。我的体会是在运气的指导下符合金克木，生气不升的病机就能使用。顾老师一再强调的是运气病机，往往临床上可以突破条文证候内容的范围，比如疲乏在补肝汤的条文内容中就没有明确指出。昨日还有外地的

---

* 2020-9-27

学员分享焦虑症与抑郁症的中医药治疗，并说学习了补肝汤后使用小补肝汤治疗抑郁，正和这个病例符合，但是顾老师的补肝汤是在运气指导下使用的，运气转变了病机也变了，方也不会固定。

补肝汤的药量调整*

今日顾老师再次提及了北政之岁尺脉不应的问题，同时对于补肝汤的药味使用剂量做了总结。经过两次的剂量调整，原先用常规剂量，第2次用原始剂量，最近因为患者反映酸辣明显，减为三分之二量，特别是干姜、五味子减量后不适的口感明显减轻，疗效没有变差。目前固定了原方三分之二量。顾老师总结，实践是检验真理的唯一标准，完全按照一两等于15g的换算并不符合临床实际，老师说古方一两等于8克比较符合现实。

大补肝汤案、补肝汤的进一步认识**

王某，女，阴历1995年1月23日出生，抑郁症10年，现情绪低落，腰痛2年，查CT示腰椎间盘轻度突出，现腰痛不适，不能久行，双下肢痉挛麻木，足胀，夜重昼轻，睡眠梦多，每日睡眠17～18小时，食欲差，食量小，大小便正常，月经正常，末次月经2020年10月21日，双脉沉细，

---

* 2020-10-10
** 2020-10-31

舌红苔薄黄，白天精神体力差。

处方：桂枝30g　干姜15g　北五味子20g　代赭石10g　旋覆花10g　淡竹叶10g　大枣30g〔去核〕

以水四斤煎至一斤半，日3夜1服用。

处方思路：患者情绪低落，体力差，欲寐，足凉足胀，纳差，症状白天重，属于阳气不升，在今年的运气背景下考虑肝虚，用当下运气方补肝汤治疗。这是《内经》"必先岁气"的体现，也是司天司人司病中的司天，这种抑郁症在去年或明年不同的运气背景下就不是用补肝汤了，时空的不同代表了不同的运气病机，这是"天人相应"在临床诊疗中的实际体现。

近来老师使用补肝汤时干姜的用量较前有进一步的减少，这是从临床上实际效果的检验得出的，根据患者服药的口味和服药效果的反馈来看，这种减量是可行的。

本月顾老师仍在临证中频繁地使用补肝汤，我对于补肝汤的认识也在逐渐成熟。补肝汤的使用已经完全从《辅行诀》中的证—方的模式跳了出来，进入了运气体系的思维模式中，所以作为龙砂弟子再来使用补肝汤不能仅仅从证候或者肝虚的角度来阐述，必须要在今年庚年金运太过，同时存在三年化疫的木疠的运气大背景下。这种方的使用是有特殊背景，也是有明确时限的。江阴沙龙时就有同学讲了从肝虚来治疗瘿瘤类疾病，受到了顾老师的批评。顾老师指出从一个证来对应一个方的时候就完全脱离了运气的思想，时限或时间特性永远是五运六气的主要属性，没有了这个特性就谈不上天人合一，三皇文化也失去了意义，中华文化中的三皇文化就是先人对于时空的周期性规律的认知。通过老师对同学的批评我也感同身受，平时经常受教材辨证论治的思维干扰，无法做到纯粹的运气思维，这种纯粹的思维养成需要不断地对于自己诊疗思维的反思审视，同时需要不断地深化巩固五运六气的基础概念，在不断地锤炼中摒弃杂质。

顾老师在江阴沙龙上讲话：刚才提到太阳病与补肝汤。张仲景把《汤液经法》的四象方改为六经方，在改为六经方时补肝汤应该归为太阳病方，因为其中桂枝为主药，同时把阳旦汤改为桂枝汤列为太阳病首方。要进一步了解六经与四象的联系，比如朱鸟汤就是少阴方黄连阿胶鸡子黄汤。翁超明老师讲要突出今年用补肝汤的运气背景，在木疠的背景下发掘出的补肝汤，而不是方证对应下的补肝汤。大家要注意怎样突出龙砂五运六气的特色。还有一些龙砂弟子发表的文章，其中不突出五运六气的源头思想，其中一些观点没有出处容易被人误解为剽窃。小补肝汤单纯是升发阳气，在出现冲气上逆的时候大补肝汤加用了降的药。《辅行诀》中的脏腑不是五脏六腑的脏腑，肝对应于木，木的范围关联了太阳、厥阴、少阳。

雪蛤及干姜的炮制[*]

老师说膏方中用雪蛤需要药工专门处理。以往加工雪蛤往往需要另付加工费，不然简化工序容易出现膏腥味，现在没有这种付费项目，最好患者自行处理再交给制膏处。今日老师还谈到干姜的问题，淡干姜需要隔水蒸，再晒干，辛辣味可以大大减少。今日老师使用补肝汤叮嘱患者自行加工。

六气针法的注意事项^{**}

顾老师今日门诊提到了附片的品种问题，较好的是淡附片，淡字表

---

* 2020-11-20
** 2020-11-21

示没有用胆巴腌制过。并进一步解释附片出土后易腐坏，除少量可以加工外，大部分需要用胆巴腌制保存。

顾老师在江阴沙龙上讲话：不要搞针病对应，六气针法选位置时上午、下午、冬天、夏天，以及不同的年份都会不同。总结：①要抓对病机，抓三阴三阳重点也要抓病机，不是"二四为肩"可以成为固定路径，不同的情况抓不同的点可以有不同的结果，要对中医理论有整体的把握，掌握得越全面就越能辨对病机，办法越多就能对付更多复杂的情况；②抓病机正确了还要找准位置，要按照《内经》讲的"审切循扪按"，找好下针部位，一般有凹陷处手感有反应的地方，进针时则以是否有进入管道的感觉。开始推广此针法时没讲究部位和手法，现在讲究部位和手法后可以做到针针得气，次次特效。③要运好针，有时效果不好，手法调整效果就好了，最难讲清楚的是手法，《内经》要求针法要"守神"，手感要靠体会和积累，没有达到即时见效往往是手法不到家。一针得效以后，在开阖枢的对应部位针一下往往可以巩固疗效，适当从百会引针经常也可以增强效果。六气针法是考验综合使用五运六气的，不是简单的针病对应。刚才倪院长讲麦门冬汤治疗咳嗽疗效较佳，根据病象抓了病机，再根据效果反馈就是治象了，通过治象分析病机往往比病象还要准。

西安乔黎焱主任治肩膀痛效果较好，主要是来跟诊时了解到了六气针法的疗效，回临床治疗时，未混杂其他针法，取得较好的疗效，越敢于实践越有疗效就会越有信心。乔主任治疗足跟痛用"六八为足"效果不佳，用足跟属肾针少阴后效果转佳。无锡有个手指麻木的患者，一开始用少阳太阴治疗效果不好，我们根据肝主爪用了厥阴效果就好。所以用六气针法要尽可能全面地掌握中医理论，可以多角度地来抓病机，仅仅靠三板斧临床上往往不能应对复杂的情况。

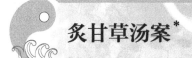

炙甘草汤案*

金某，女，1982年5月24日出生，前因心悸就诊，开立薯蓣汤及炙甘草汤，服用炙甘草汤3剂后，心悸、胸闷、乏力减轻，近期入睡困难，噩梦，服用艾司唑仑，右少腹隐痛，腰酸，大便不实，日行2～3次（劳累或遇冷则发），纳呆，舌淡紫，苔白腻厚，脉沉细弦。

处方：炙甘草60g　红枣60g　桂枝30g　干姜24g　剖麦冬45g　火麻仁20g　生地黄100g　生晒参20g　阿胶20g（烊化）

黄酒二斤半加三斤水，煮至一斤去渣，入阿胶烊化。

处方思路：心动悸，脉结代，用炙甘草汤。这例患者从方证角度出发就可以得出用方，我体会也有今年少阴君火司天的运气背景。顾老师讲炙甘草汤目前很多中医用量较小，不敢根据原方使用，导致取效较慢，按原方原量使用一般1～2天就能明显见效。顾老师用经方如黄连阿胶鸡子黄汤或炙甘草汤等都不会过于拘泥舌苔，苔厚不是禁忌证，与教材思维有所区别。

晕针与注意事项**

顾老师在江阴沙龙上的讲话：我也遇到轻微症状的晕针，特别怕疼的

---

*　2020-12-4

**　2020-12-5

患者容易晕针，还有留针时有明显不适的容易晕针，所以留针时需要调整针让患者感觉较舒适。

柳宝诒与龙砂流派、伏燥思想的由来、龙砂流派工作室的影响力*

顾老师在江阴致和堂成立130周年上的讲话：柳宝诒是龙砂医学流派承前启后的人物。陆文圭的学术思想传到乾隆年间在华士形成了一个医学中心，与苏州形成江南的两个中心。华士的姜氏传承了龙砂思想，到了清末逐渐衰落了。此时周庄崛起了柳宝诒与曹颖甫。柳宝诒以文入京，但没有以文出名，反而因为在龙砂医学的环境中耳濡目染学会了龙砂医术，在京行医名声大噪。柳宝诒返回江阴后深感当时药材炮制加工不好而影响疗效，故1890年在周庄创办了致和堂，4年后亲家在江阴城开办了分号。因为柳宝诒诚心行医制药，临床疗效很好。近年来我们发掘了柳宝诒的制作工艺，申请了国家非遗。

柳宝诒的《温热逢源》是一部名著。这里有个小误会，不能因为温热两个字而把柳宝诒划为温病家，"逢源"的重心在"源"，是讲《伤寒》是温病的"源"，要用伤寒来解温病，用六经来解温病，要体会这个意思。柳宝诒对五运六气很有心得的。从六经论，温病的伏邪在少阴，寒化为热，最根本的病因是寒，所以他是典型的伤寒家，用伤寒来认识温病。他有些病从欲解时来解，《伤寒论》的这个欲解时已经埋没了一千多年，之前的医家都不能从开阖枢来理解欲解时理论。其中也有历史原因，东汉末之后政府禁止图谶。虽然五运六气不涉及朝代更替等政治内容，但是使用太极河洛的思想是相同的，所以也要避讳。所以《黄帝内经》中讲预测的

———————————
* 2020-12-19

第七卷的书在后世都缺失了。其实五运六气不在于预测，它的思想已经渗透在《内经》的方方面面。把五运六气讲成五脏六腑就能避开图谶预测的忌讳。其实有些医家还是在临床上有类似的应用，如叶天士的卫气营血，比如夜间发病从少阴治，柳宝诒的医案中就有类似的内容，只是没有明显点明欲解时。为什么寒伏少阴，从开阖枢可知少阴在北方，风寒在下，所以柳宝诒寒伏少阴是符合开阖枢思想的。伏邪不能理解为病毒在身体内潜伏。2017年的燥热先是引起了时行的流感，但是当时没有充分重视当时的气象物象数据资料，之后2018年以及2019年还有燥的累积效应，比如我们观察到合肥与无锡途中见到的滆湖水位在这3年中持续降低，在其他地方也反映了有3年持续干旱的情况，这些都是伏燥持续物象。很多感染新冠病毒的患者都有严重疲劳的症状，因为燥对应于金，金克木，木对应于升发之气，而不是肝脏，这种疲劳很多有晨起疲劳的特点，我们发掘了补肝汤也是这个道理，用了效果就比较好。伏邪的思想在柳宝诒的著作中很明显，只是他没有遇到伏燥，着重讲述了伏寒。

龙砂流派的建立和龙砂五运六气学术的推广工作室传承是国家对于学校中医教育的一个重大补充。全国第一批64家中医流派确定之前，龙砂流派是试点单位。柳宝诒有一百多个学生，很多近代中医院校的老师就是龙砂弟子，比如上海解放前3家最大的中医学校的教务长都是龙砂医家，都会讲解柳选四家医案。解放后，承淡安主导了江苏的中医进修学校，创办北京中医药学院的老师有一半以上都是从江苏承淡安中医院校抽调的。上海中医药大学、南京中医药大学、北京中医药大学都与龙砂有很深的渊源。我们争取让我们的龙砂流派能成为第一个"消失"的中医流派——让大家都了解了流派的思想内容，流派就消失了。我们现在的传承弟子有1 200余人，正高与副高职称已超半数，其中省名中医有28人。许多名医也来学习五运六气，是因为五运六气是中医的"正"，是炎黄文明的标志。

跋

前不久梓羽贤弟送来《跟师顾植山侍诊实录》书稿，让我帮忙看看、加点按语，并希望我能写个跋，我欣然应允。原因有二：一来我可以先睹这份学术大餐；二来这本书也弥补了我的夙愿，10年前当我再次系统跟随顾植山老师学习时，我就准备写一本跟师录。期间每次门诊后我即根据所见所感梳理一个提纲，抽空一边写一边请顾老师修改，并陆续在《中国中医药报》上发表。前前后后也有一些，可惜后来没有坚持下来。

梓羽是一个有心人，他"敏于行，讷于言"，当我拜读完这本书稿时，更坚信这一点。这本书是他入选全国第六批老中医药专家学术经验继承工作项目、作为顾老师学术继承人之一，跟师3年的所见、所闻、所感，一定程度上是伴随他学术成长的文字。昔有顾景文随乃师叶天士泛舟洞庭湖，将叶天士口授之说记录，成就叶氏名作《外感温热篇》，由此将清代温病学说研究推上一个波峰。今有赵梓羽跟师顾植山老师学习、寒暑移易，迭经三载，成《跟师顾植山侍诊实录》，传播学验耀杏林。

这本《跟师顾植山侍诊实录》也是采取日记形式完成，日记体的好处，就是有一种情景回放、代入感、画面感强，他人读来也容易产生共鸣。我仔细读了3遍，虽然字数不多，但信息量是很大的，对于深入了解顾老师学术思想很有阅读价值。

梓羽让我写一点按语，虽然应承下来了，但确实不太好写，过多的按语，可能冲淡了日记体的性质，当然，既然是学术性质书籍，还是不能不谈一点，主体是顾老师的东西，所以就针对部分篇章加入了一点以前我自己跟师时写的文字，作适当展开，权作注疏。

《尚书·汤诰》谓"好问则裕"，从这本《跟师顾植山侍诊实录》字里行间也体现了梓羽善于思考、善于发问的学习习惯。也体现了顾老师一直强调的，不能教条、钻牛角尖，要善于读无字之书，诚如清人徐洪钧《书怀》所言"读书贵神解，无事守章句"。另外，对于部分问题顾老师也是指出思路、让学生发挥自己思考空间，举一反三、触类旁通，即如《礼记·学记》所言"君子之教，喻也"，具言之，就是"道而弗牵，强而弗抑，开而弗达"，如此才能达到"和""易""思"之目的。

读这本《跟师顾植山侍诊实录》时，20多年的往事时时浮现于脑际，借此机会谈一谈我自己跟师学习的感受与对顾老师学术经验的一些个人体会。

时间回溯到2000年，当时安徽中医学院进行教改，实行学生导师进宿舍，根据学校安排顾老师担任我们宿舍的导师，从那时起我便一直追随顾老师学习、跟师门诊抄方，与师一起撰文，一起编书，寒来暑往，时光如白驹过隙，转眼至今已有24载。每每回忆起那段时光，真是永生难忘。

那时每逢周末，顾老师在安徽中医学院第二附属医院（安徽省针灸医院）上专家门诊，我一直坚持去跟诊（周四在国医堂也有一个门诊，没有课的话我都会去抄方的），顾老师家就在针灸医院里，下班后我一般都会在老师家吃午饭，许多时候我还要吃过晚饭后才回到学校（这是不交伙食费的），有时老师连坐公交车的零钱都给我准备好了。

下午顾老师会针对上午应诊病例进行回顾讲解，病例分析后，我便在老师家看书。顾老师是一个藏书家，他的藏书丰富，宛如一个小型图书馆。顾老师十分注重引导学生多读书，苏轼《李氏山房藏书记》尝言"束书不观，游谈无根"，那时顾老师还为我们拟订了一个长时段的读书计划，开列了必读书、选读书、精读书、泛读书，强调博览大书、精读小书。

从顾老师那里我还学到了许多做学问的良好习惯，一是细心，二是善思，三是勤于笔耕，坚持做读书卡片、记笔记，因为人的记忆面临的最大敌人就是遗忘。

顾老师做学问十分严谨，主张对于学术性问题不能毛糙、有夹生饭，应仔细斟酌，务使准确。另外，对于著书立说，更应慎之又慎，以免误导他人，曾以《后汉书·马援传》"良工不示人以朴"为训。

顾老师强调中医经典是中医的根，是中医的灵魂所在，丢失经典，或数典忘祖，标新立异，最终是丢魂落魄。要想学好中医，就必须首先在中医经典上下功夫，而且要下硬功夫。中医历代文献著作里，蕴藏丰富的经验，需要后学者不断的发掘，索其"隐"，而勾其"沉"，顾老师根据《素问·遗篇》里有关"三年化疫"的论述，结合五运六气学说探讨了中医疫病发生规律，从而为更加全面系统构建中医疫病防治体系，提供更翔实的理论依据，真正做到了稽古以鉴今。顾老师常说："将被湮没的传统文化进行发掘，就是创新；将被后人曲解的中医药理论重新解读，修正现行错误模型，就是创新，而且是首要的、更重要的创新。"所谓"法古有训，自出新意"。

"世上无难事，只要肯攀登"，学习是一个长时间不断积累的过程，只有不断学习，发现问题、解决问题，然后再发现问题、再解决问题，如此周而复始地进行。"旧学商量皆邃密，新知培养转深沉"，在学习的过程中会有内外主观客观原因的干扰，必须沉下心来，坚持、恒守才能最终有所得有所悟，否则可能半途而废。在顾老师书房里有一幅国医大师裘沛然的墨宝，裘老题词内容就是"勤恒则精"。深宵莫负读书灯，医风一代树新人，顾老师几十年来如一日，躬耕书屋，遨游书海，为我们树立了一个榜样。

顾老师还一直教导我们要做一个临床上的有心人，读书、临证之余，积极撰写心得体会。谈到撰写论文的好处，顾老师说这样一方面可以给自己加压，因为要撰写论文首先要选题和立意，这本身就是一个很好的思考和探索过程。其次，需要查找和阅读相关资料，这也是间接学习的一种很好的方式。另一方面，可以为与其他同道交流和学习搭建一个平台。

在写文章时，顾老师对我们要求十分严格，他说昔刘勰《文心雕龙》说得好，"句有可削，足见其疏；字不得减，乃知其密。"古人倡导"文不惮改"，所谓"文章不惮千回改，洗净铅华见真淳"，在写文章时要反复斟酌、仔细推敲，要科学严谨。

这些年顾老师一边发掘、传承、推广龙砂医派，一边对五运六气又有自己许多新的思考。顾老师认为五运六气是炎黄文明的标志性成果，是研究自然的五、六周期变化规律对人体健康与疾病影响，探讨如何通过天人合一来防病治病达到健康的学问。五运六气思想渗透于中医学的藏象学说、寸口六部脉法、十二经络、药物归经、六经经方、三因司天方、奉生膏方、子午流注等临床和养生的方方面面，人们日用而不知。

顾老师认为运气学说强调天人间动态节律的同步和谐是保持健康的基本要求，人与自然不同步，天人不相应，是产生疾病的主要原因，养生中倡导顺应自然，"春夏养阳，秋冬养阴""七损八益"等原则，充分体现了中华文明天人合一的健康观和疾病观。

有了运气学说，天人相应从简单地顺应一年四时，上升为顺应逐年不同的五运六气，天人合一的健康理念演化为以天干地支为标记符号、以六五节律为基础的具有完整理论体系的高级模式，生动地体现了炎黄文明道法自然、天人合一的生存理念。顾老师在五运六气思想指导下形成了一个司天、司人、司病证相结合的临床诊疗体系，分析病因时天、人、邪合参，诊断时辨天、辨人、辨病证，治疗时司天、司人、司病证。临床上常会结合人出生时的运气分析人的体质，参照发病时的运气把握病机，结合治疗时的运气顺天应时选方用药。《黄帝内经》"必先岁气，无伐天和"，"谨守病机，无失气宜"是这一诊疗体系中时时遵守的基本原则。《伤寒论》中的三阴三阳统病统方遵循了这一诊疗模式。由这一诊疗体系产生的"三因司天方"，通过龙砂流派的应用，展示了极强的临床价值。

顾老师常说近年来的实践证明，建立在五运六气基础上的中医药诊疗体系，用于疫情预测可凸显中医学在疫病预测方面的特色优势；指导临床可大幅提高临床疗效；指导急危重症救治也彰显出非常的疗效。传承和回归这一诊疗体系，对提高中医药临床疗效，促进中医药学的继承创新具有十分重要的意义。

由于西方文化对中华文化的冲击，将五运六气置之于中医教学体系之外，造成近百年来培养的中医对五运六气都知之甚少，运气学说成了中医传承中被误解最深，也是最为薄弱的部分，濒临失传的危险。五运六气被摒斥，天人合一理念淡化，影响了对中医天人合一健康观的理解和实施，也影响了对中医学司天司人司病证完整诊疗体系的继承发扬。为此，多年来顾老师不顾古稀之年，奔走海内外，开坛授业，传学弘道。

风雨晨昏人不晓，个中甘苦寸心知。顾老师曾在《名老中医之路》"坚守龙砂特色，弘扬运气学术"一文中表达了自己的心声，"随着年岁日增，精力日衰，深感传承龙砂学术，弘扬中医药文化的责任性和紧迫性，但愿在有生之年还能为中医药复兴的伟大事业再添瓦加砖，尽一点个人绵薄之力。'知我者谓我心忧，不知我者谓我何求。悠悠苍天！此何人哉？'（《诗经·王风·黍离》）"。

令人欣慰的是，近年来一批批来自世界各地的学人贤达拜师在顾老师门下，龙砂医派传承队伍不断壮大。邹勇主任在《中国中医药现代远程教育》撰写的《顾植山教授对五运六气学说的贡献》从"阐发五运六气学说、弘扬中华传统文化""运用五运六气学说预测疾病""系统阐发开阖枢理论""运用五运六气学说、指导现代临床""宣扬普及五运六气学说、培养学术传人"5个维度系统勾勒了顾老师对五运六气的贡献。老膺荣主任在《中医文献杂志》发表的《顾植山谈"补土派"》一文，聚焦一个点条分缕析、抽丝剥茧、纵深掘进，示人以所以然。郭香云主任《零基础学五运六气》一书，也是在脱产进修跟师的见闻录，除了介绍五运六气基本知识外，还收录了顾老师关于三阴三阳开阖枢理论，以及五运六气是中医学的核心理论，论述中如五运六气与五脏六腑、五运六气与经方、五运六气与十二经脉、五运六气与寸六脉、五运六气与药物归经、开阖枢理论与子午流注、六气与六经、卫气营血辨证、六经病欲解时，以及五运六气与中华文明的关系等一系列重大核心论断，知识量、信息量很大。当然还有其他一些弟子从临床角度、从创新角度进行传扬顾老师的学术经验，譬如王凯军主任对龙砂开阖六气针法的创新，以其桴鼓之效，激起大家学习的热情，已然成为中医学界热点。他们都是我们学习的榜样。也期待更多的中医人加入传承龙砂医派的大家庭中，传承精华弘医道，守正创新结硕果。

"新竹高于旧竹枝，全凭老干为扶持。明年再有新生者，十丈龙孙绕凤池。"期待有更多的"侍诊实录"出现，以广大顾老师之学。

最后借此机会，祝愿顾老师身体健康，学术之树长青。

周国水

写于太湖之滨寓所，时在癸卯小雪

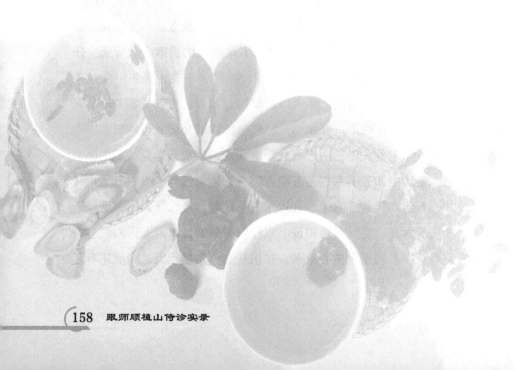